Bräunig

Leben mit bipolaren Störungen

Leben mit bipolaren Störungen

Manisch-depressiv: Antworten auf die meistgestellten Fragen

Prof. Dr. med. Peter Bräunig

TRIAS

Bibliografische Information der Deutschen Nationalbibliothek

Die Deutsche Nationalbibliothek verzeichnet diese Publikation in der Deutschen Nationalbibliografie; detaillierte bibliografische Daten sind im Internet über http://dnb.d-nb.de abrufbar.

3. Auflage 2018

Printed in Germany

Programmplanung: Sibylle Duelli
Redaktion: Julia Jochim, Hamburg
Bildredaktion: Christoph Frick, Nadja Giesbrecht
Umschlaggestaltung und Layout:
CYCLUS Visuelle Kommunikation, Stuttgart
Illustrationen im Innenteil:
Christine Lackner, Ittlingen;
Daniela Sonntag, Stuttgart;
Grafikbüro Schaaf, Karlsruhe
Satz und Repro: Ziegler und Müller, text form files, Kirchentellinsfurt
Gesetzt auf APP/3B2 V. 9
Druck: Westermann Druck GmbH, Zwickau

ISBN 978-3-432-10578-9 1 2 3 4 5 6

Auch erhältlich als E-Book:
eISBN (epub) 978-3-432-10580-2

Liebe Leserin, lieber Leser,
hat Ihnen dieses Buch weitergeholfen? Für Anregungen, Kritik, aber auch für Lob sind wir offen. So können wir in Zukunft noch besser auf Ihre Wünsche eingehen. Schreiben Sie uns, denn Ihre Meinung zählt!

Ihr TRIAS Verlag

E-Mail Leserservice: kundenservice@trias-verlag.de

Adresse:
Lektorat TRIAS Verlag, Postfach 30 05 04,
70445 Stuttgart
Fax: 07 11-89 31-748

Besuchen Sie uns auf facebook!
www.facebook.com/trias.tut.mir.gut

Lassen Sie sich inspirieren!
www.printerest.com/triasverlag

Autorenvorstellung

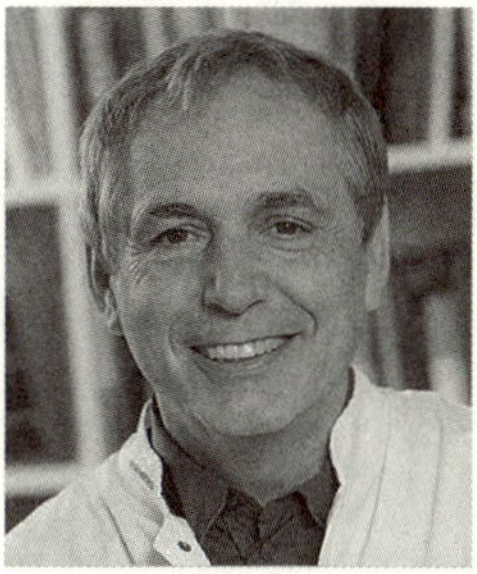

Prof. Dr. med. habil. Peter Bräunig studierte in Berlin und Dresden Medizin und begann seine ärztliche Tätigkeit in der Neurochirurgie und Neurologie. Es war viele Jahre als Psychiater und Psychotherapeut an den Universitätskliniken in Dresden, Bonn und Bochum tätig und beschäftigt sich wissenschaftlich schwerpunktmäßig mit der Diagnostik und Therapie bipolarer Störungen.

Peter Bräunig ist außerordentlicher Professor für Psychiatrie an der Ruhr-Universität Bochum und Chefarzt der Klinik für Psychiatrie, Psychotherapie und Psychosomatik an der Vivantes Klinik Berlin. Er ist Schatzmeister der Deutschen Gesellschaft für Bipolare Störungen e. V.

Inhalt

Die Häufigkeit bipolarer Erkrankungen 39

Der Verlauf bipolarer Erkrankungen 40

Die Krankheit erkennen und verstehen 49

Die ärztliche Hilfe 50

Von den Schwierigkeiten, die richtige Diagnose zu stellen 54

Es gibt nicht nur eine Ursache! 61

Welche Behandlungsmöglichkeiten gibt es? 71

Die medikamentöse Therapie 72

Was Sie über Lithium wissen sollten 80

Was Sie über Lamotrigin wissen sollten 91

Was Sie über Valproinsäure wissen sollten 98

Was Sie über Carbamazepin wissen sollten 103

Betreuungsrecht, Vorsorgevollmacht und Zwangseinweisung 171

Sozialrechtliche Informationen 175

Anhang 185

Sachverzeichnis 195

Liebe Leserin, lieber Leser,

bipolare Störungen, das Wechselbad der Gefühle zwischen manischen Hochs und depressiven Tiefs, beeinflussen Ihr Leben und das Ihrer Angehörigen von Grund auf. Kaum eine seelische Störung passt besser in unsere temporeiche Zeit. Vier Millionen Menschen in Deutschland sind betroffen, doch wie gut sind die Öffentlichkeit und die Betroffenen informiert, wie sieht es mit der Akzeptanz der Erkrankung aus? Bipolare Störungen werden oft falsch oder viel zu spät diagnostiziert, entsprechend bleiben therapeutische Möglichkeiten ungenutzt. Die Krankheit hat im Bewusstsein der Medizin und der Öffentlichkeit nicht den ihr gebührenden Platz.

Dieses Buch greift Fragen von Betroffenen und Angehörigen auf, die in den letzten Jahren in der Klinik, während der Sprechstunden, in Selbsthilfe- und Angehörigengruppen gestellt wurden. Es wendet sich deshalb vor allem an sie, die Betroffenen und ihre Angehörigen.

Falls die Antworten auch Ärzten, Sozialarbeitern, Psychologen, Arzthelferinnen oder Krankenschwestern und -pflegern bei der Behandlung und Betreuung bipolar erkrankter Menschen helfen, hat das Buch seinen Zweck erfüllt.

Den Selbsthilfegruppen in Berlin, Potsdam, Chemnitz, Leipzig und Dresden, vielen Mitgliedern von Bipolaris in Berlin und der DGBS danke ich für ihre Impulse. Besonders herzlich danke ich meinen Patientinnen und Patienten und den Kolleginnen und Kollegen der Bipolar-Tagesklinik und Ambulanz am Vivantes Humboldt-Klinikum Berlin sowie dem Bipolar-Team am Klinikum Spandau.

Berlin, April 2018

Prof. Dr. med. Peter Bräunig

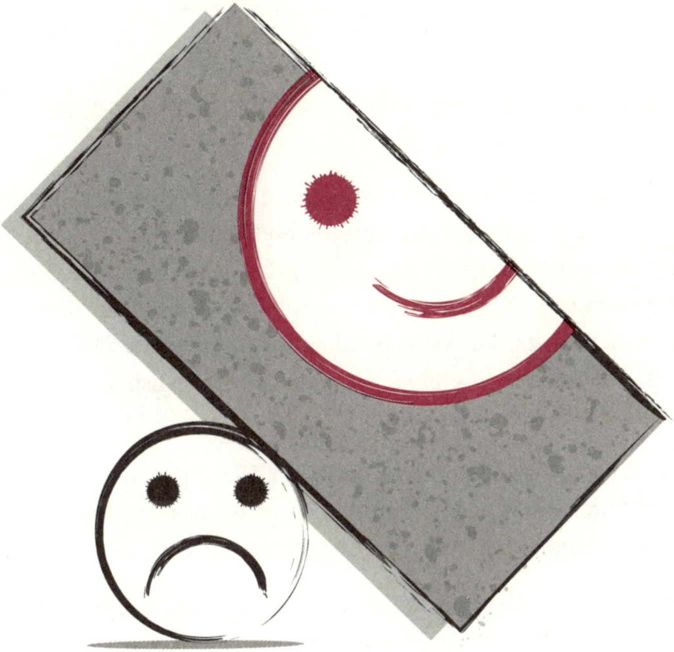

Wie zeigt sich eine bipolare Erkrankung?

Eine bipolare Störung hat viele Gesichter. In diesem Kapitel erfahren Sie, welche Anzeichen auf eine Erkrankung hinweisen und wie unterschiedlich die Verläufe sind.

Erklärung der Begriffe

1 Was ist eine manisch-depressive oder bipolare Erkrankung?

Die manisch-depressive Erkrankung ist die Krankheit der extremen Emotionen und Stimmungen. Unsere Gefühle fahren Achterbahn: Mal ist die Stimmung im Keller und nichts geht mehr, mal ist die Gefühlslage euphorisch und gleicht einem ausbrechenden Vulkan. Dieses Auf und Ab sowie die emotionale Labilität (»launenhaft« erscheinende Unbeständigkeit der Gefühle) sind ständige Lebensbegleiter – mal mehr, mal weniger ausgeprägt.

»Manie« besagt, dass Stimmung und Gefühlsleben überschäumen, unser Verhalten gerät außer Kontrolle. »Depression« bedeutet Traurigkeit, Hemmung, Angst, Antriebs- und Motivationslosigkeit.

Aber: Manie und Depression haben viele Gesichter, und die verschiedenen Spielarten und Erscheinungsformen der manisch-depressiven oder bipolaren Erkrankung sind nicht leicht zu erkennen. Zudem treten die Krankheitssymptome nicht dauerhaft und ohne jegliche Unterbrechung auf, sondern in Phasen.

Zwischen den akuten Krankheitsphasen liegen sogenannte Intervalle, in denen die manisch-depressive Krankheit »schläft« – mal fest, mal weniger fest. Entsprechend treten während des Intervalls die Symptome entweder gar nicht auf oder nur in sehr abgeschwächter Form. Doch auch nach dem Abklingen einer akuten Phase ist die Krankheit nicht wirklich ausgeheilt, sondern lediglich zur Ruhe gekommen.

Die wichtigsten Merkmale der Erkrankung

- ein Auf und Ab der Stimmung, mal leichtgradig, mal extrem
- dauerhaft labile Emotionen, mal leichtgradig, mal extrem
- viele verschiedene »Gesichter« der akuten Krankheitsepisoden
- sehr unterschiedliche Verläufe der Krankheit im Hinblick auf die Art der Episoden, ihre Schwere, ihre Dauer und ihre Anzahl
- zwischen den akuten Krankheitsepisoden (Intervalle) »schläft« die Krankheit, sie ist nicht ausgeheilt; starke Neigung zu wiederholtem Auftreten

Die manisch-depressive Krankheit tritt sehr häufig in Wiederholungen auf; dabei variieren die Abstände zwischen den akuten Krankheitsphasen. Manche erkrankte Menschen haben in ihrem Leben nur wenige akute Phasen, andere dagegen viele. Auch die Länge der einzelnen Krankheitsepisoden schwankt sehr. Die akuten manisch-depressiven Krankheitsphasen können spontan auftreten, also ohne jeden äußeren Anlass, oder durch Stress und belastende Lebensereignisse provoziert werden.

Mit den folgenden Erläuterungen wollen wir die sehr unterschiedlichen Formen und Verlaufsvarianten dieser Krankheit erklären.

2 Ein neuer Name für eine »alte« Krankheit?

In der modernen Medizin psychischer Erkrankungen wird die Bezeichnung »manisch-depressive Krankheit« kaum noch verwendet. Für die Gemütskrankheit zwischen den Polen des manischen Hochs und des depressiven Tiefs hat sich der Name »bipolare Erkrankung« etabliert.

Sie gehört zu den ältesten bekannten Krankheiten in der Heilkunde. Bereits im antiken Griechenland hatten Hippokrates und die Ärzte seiner Schule die Manie und die Depression beschrieben. Aus der Überlieferung wissen wir, dass deren unmittelbarer Zusammenhang den

Ärzten in Alexandria schon vor 2000 Jahren bekannt war. Allerdings geriet ihr Erfahrungsschatz bald in Vergessenheit.

Wiederentdeckt wurde diese Gemütskrankheit erst in der Mitte des 19. Jahrhunderts durch zwei französische Ärzte, die sie als »zirkuläres Irresein« bezeichneten. Mit »zirkulär« wollten Jean Pierre Falret und Jules Baillarger auf das wiederkehrende Auf und Ab von Manie und Depression hinweisen.

»Manisch-depressiv« und »bipolar« bezeichnen also dieselbe Erkrankung. Manchmal sprechen wir auch von der bipolaren affektiven Krankheit. Dies soll verdeutlichen, dass es sich um eine Störung der Stimmung und der Gefühle bzw. Emotionen handelt.

In der wissenschaftlichen Klassifikation der psychischen Krankheiten und Störungen wird die bipolare Erkrankung daher zur Hauptgruppe der affektiven Erkrankungen gezählt.

3 Sind Stimmungsschwankungen nicht ganz normal?

Tatsächlich gibt es Menschen, deren Temperament durch ein unregelmäßiges Schwanken der Stimmung, des Gefühlslebens und der Vitalität bestimmt ist. Bei manchen sind diese Berg- und Talfahrten allerdings so extrem, dass sie darunter leiden und nicht mehr leistungsfähig sind. Damit ist die Grenze des normalen Stimmungs- und Gefühlslebens eindeutig überschritten.

Allerdings können die Übergänge zwischen bipolarem Temperament und manisch-depressiver oder bipolarer Erkrankung außerordentlich fließend sein. Daher ist die Diagnose, insbesondere in den leichteren Krankheitsstadien, besonders schwierig.

4 Warum spricht man von Gemütskrankheit?

Unser Gemüt, der Urgrund der menschlichen Seele, umfasst unendlich viele Emotionen – also Gemütsbewegungen oder Regungen des Gefühlslebens. Weil Emotionen mit biologischen Funktionen und Fähigkeiten verknüpft sind, die das Überleben der menschlichen Art sichern helfen, sind sie in der Entwicklungsgeschichte dem Menschen zu eigen geworden.

In unserem Gehirn gibt es ein Koordinierungszentrum, das für das sinnvolle Zusammenwirken der Emotionen mit anderen Funktionen des Gehirns sorgt (»limbisches System«). Bei der bipolaren Krankheit ist das Regelzentrum für unsere Gemütsbewegungen aus dem Takt geraten. Aus dieser Funktionsstörung leiten sich die Symptome der bipolaren Erkrankung ab.

Das Spektrum unserer Gefühle ist außerordentlich breit: Manche Emotionen leiten sich aus körperlichen Grundbedürfnissen (Hunger, Durst, Bewegung, Ruhe und Schlaf, Sexualität etc.) ab, andere aus der positiven oder negativen Befindlichkeit eines Menschen, wie Unbehagen, Angst oder Sorge bzw. Wohlbehagen, Glück oder Sorglosigkeit. In Beziehungen zu anderen Menschen entwickeln wir z. B. Sympathie und Antipathie, Liebe und Hass, Bewunderung und Verachtung. Schließlich gibt es positive und negative Emotionen, deren Quelle unsere ästhetischen, intellektuellen und geistigen menschlichen Bedürfnisse sind. Noch komplizierter wird die Geschichte mit den Emotionen, wenn wir uns vergegenwärtigen, dass sich viele Gefühle einer so eindeutigen Zuordnung entziehen, weil sie unterschiedlichste Ursprünge haben.

All diese Emotionen haben jedoch gemeinsam, dass sie bei bestimmten Anlässen auftreten: Es bedarf eines Reizes, eines Signals, um sie zu aktivieren. Manchmal genügt ein klitzekleiner Anstoß, manchmal bedarf es eines richtig starken Reizes.

Wechselbad der Gefühle

Bei der bipolaren Erkrankung dagegen genügen nichtige Minimalreize, um extrem intensive Emotionen auszulösen, und sehr oft zeigen sich extreme Emotionen ganz ohne Auslöser oder Anlass. Für die betroffenen Menschen ist das äußerst irritierend, sie fühlen sich hilflos diesem Wechselbad der Gefühle ausgeliefert und meinen oft, die Kontrolle über das eigene Verhalten zu verlieren.

5 Wie hängen Stimmungen und Emotionen zusammen?

Emotionen sind manchmal sehr flüchtig und manchmal außerordentlich dauerhaft. Die Summe der emotionalen Eindrücke über einen längeren Zeitraum erzeugt Stimmungen unseres Gefühlslebens, das heißt: Die unendliche Vielfalt der emotionalen Eindrücke auf unser seelisches Leben findet in der gefühlten Stimmung einen vereinfachten Ausdruck.

Überwiegen über eine längere Zeit extrem negative Emotionen, wird unsere Stimmung depressiv oder melancholisch. Überwiegen extrem positive Emotionen, werden wir euphorisch oder manisch. Herrscht ein emotionales Chaos, bleibt unsere Stimmung labil.

6 Wie kann man sich die Stimmungsschwankungen vorstellen?

Haben Sie schon einmal erlebt, dass der Temperaturregler Ihrer Heizung nicht funktioniert? Sie stellen dann fest, dass die Heizung nicht auf die Außentemperatur reagiert, sich nicht zur gewünschten Zeit ein- oder ausschaltet und auch nicht am Schalter steuern lässt. Sie läuft entweder auf Hochtouren und überheizt die Räume, oder sie heizt gar nicht und Ihre Wohnung ist kalt wie ein Eisschrank. Oder sie regelt ihren Betrieb völlig willkürlich. Egal wie: Dieses Problem kann nur ein Fachmann lösen, der Heizungstechniker.

Ähnlich verhält es sich mit der gestörten Steuerung des Gefühlslebens bei der bipolaren Erkrankung. Wenn das Regelzentrum im Gehirn, das unsere Emotionen steuert und aufeinander abstimmt, nicht funktioniert, geraten unsere Gefühle und Stimmungen außer Kontrolle. Allein haben wir keine Chance, das wieder in Ordnung zu bringen. Auch hier muss jemand vom Fach her. In diesem Fall können ein Arzt, eine Ärztin für psychische Erkrankungen oder der Facharzt bzw. die Fachärztin für Psychiatrie und Psychotherapie helfen.

7 Welche Formen bipolarer Krankheitsepisoden gibt es?

Es gibt die bipolare Depression, die Manie und die manisch-depressiven Mischzustände (Symptome: siehe Fragen 15 bis 20).

Außerdem gibt es die »Hypomanie«. »Hypomanie« bedeutet wörtlich übersetzt: »unterhalb der Manie«. Gemeint ist damit, dass ähnliche Symptome wie bei einer Manie auftreten, diese aber deutlich weniger ausgeprägt sind. Daher ist jemand, der unter einer Hypomanie leidet, im Alltag deutlich weniger beeinträchtigt als jemand, der an einer Manie erkrankt ist. Wir grenzen dies deshalb so eindeutig ab, weil es eine sehr häufige Verlaufsform bipolarer Erkrankungen gibt, bei der neben allen Schweregraden der bipolaren Depression ausschließlich Hypomanien, nicht aber schwere Manien vorkommen (Bipolar-II-Erkrankung: siehe Frage 11).

8 Was versteht man unter einem Bipolar-Gradienten?

Bipolare Krankheitsepisoden, bei denen von Anfang bis Ende ausschließlich depressive oder manische Symptome auftreten, kommen viel seltener vor als lange gedacht. Während einer depressiven oder manischen Episode können Symptome des Gegenpols in verschiedenster Art und Menge beigemischt sein. Dieses Mischungsverhältnis findet in Formulierungen wie »manische Episode ohne, mit minimaler, moderater oder erheblicher depressiver Symptomatik« seinen Ausdruck, und analog für depressive Episoden »ohne, mit minimaler, moderater oder erheblicher manischer Symptomatik«. Dieses Mischungsverhältnis wird Bipolar-Gradient genannt.

9 Was bedeutet »bipolares Spektrum«?

Die bipolare Erkrankung kann, wie andere Krankheiten auch, verschieden schwer ausgeprägt sein. In Abhängigkeit von der Schwere manischer, depressiver und gemischter bipolarer Episoden unterscheiden wir die Bipolar-I-Erkrankung, die Bipolar-II-Erkrankung und die Zyklothymie. Diese Bandbreite verschiedener Schweregrade wird auch als bipolares Spektrum bezeichnet (siehe Abb. »Bipolares Spektrum – Klassifikation bipolarer Störungen«).

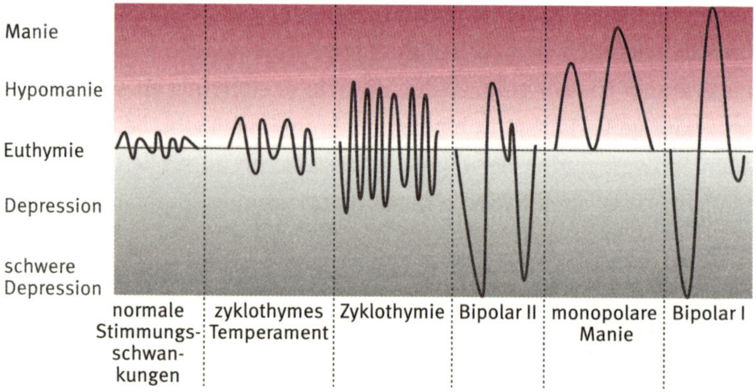

Bipolares Spektrum – Klassifikation bipolarer Störungen

10 Was ist eine Bipolar-I-Erkrankung?

Bei einer Bipolar-I-Erkrankung kommen neben bipolaren Depressionen auch Manien oder manisch-depressive Mischzustände vor (siehe Abb. »Verlauf einer Bipolar-I-Erkrankung«). Diese Diagnose wird gestellt, wenn bereits mindestens zwei bipolare Krankheitsepisoden aufgetreten sind und sich während einer Episode eindeutig die Symptome einer Manie zeigen (Symptome der Manie: siehe Frage 16).

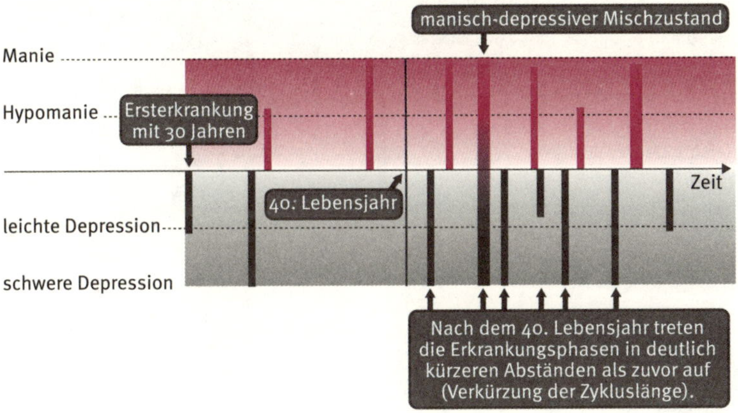

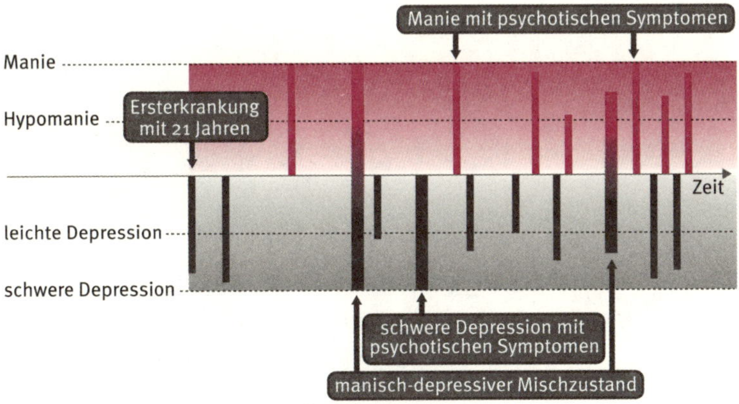

Lifechart: Verlauf einer Bipolar-I-Erkrankung

11 Was kennzeichnet eine Bipolar-II-Erkrankung?

Bei einer Bipolar-II-Erkrankung treten im Verlauf depressive Episoden unterschiedlicher Schwere auf, allerdings nur Hypomanien, niemals vollständig ausgeprägte schwere Manien (siehe Abb. »Lifechart: Verlauf einer Bipolar-II-Erkrankung«).

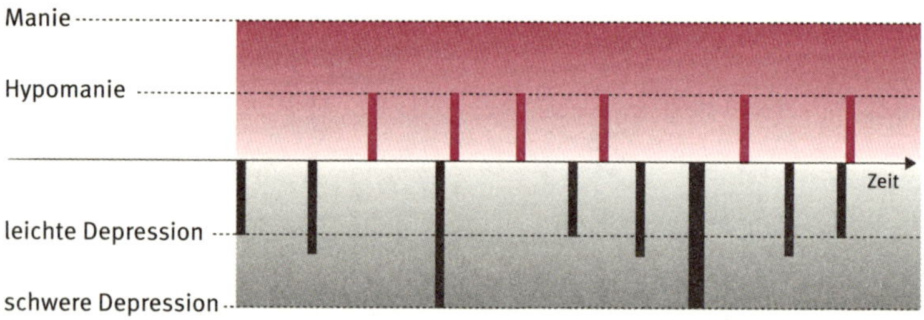

Lifechart: Verlauf einer Bipolar-II-Erkrankung

12 Was ist eine Zyklothymie?

Das Temperament mancher Menschen lässt sich am besten mit »himmelhoch jauchzend, zu Tode betrübt« beschreiben. Manchmal ist das Auf und Ab der Emotionen und der Stimmung sogar so leichtgradig, dass man nicht von einer Erkrankung sprechen möchte, sondern nur von einer bipolaren Betonung des Temperaments. Wenn die Stimmung sich jedoch meistens auf Berg-und-Tal-Fahrt befindet und dadurch das Wohlbefinden und die Leistungsfähigkeit eines Menschen beeinträchtigt sind, handelt es sich um eine Zyklothymie. Ihr Schweregrad ist deutlicher als bei Menschen mit bipolarem Temperament, jedoch nicht so intensiv wie bei der Bipolar-I- oder Bipolar-II-Erkrankung. Der Übergang vom bipolaren Temperament zur bipolaren Krankheit ist – das kann nicht oft genug betont werden – fließend (siehe Abb. »Lifechart: Zyklothymie«, siehe auch Frage 3).

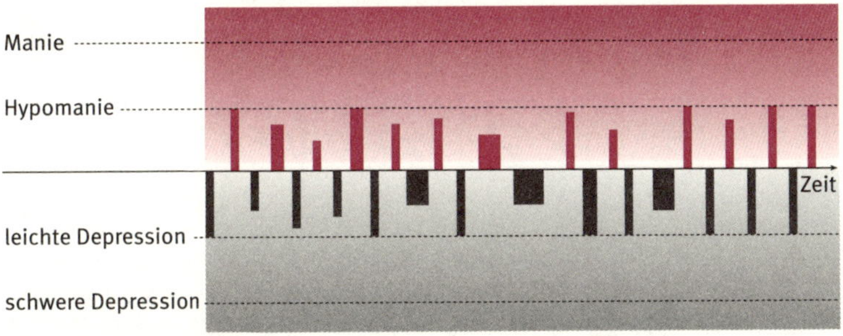

Lifechart: Zyklothymie

13 Was ist eine »pseudounipolare« Depression?

60 bis 80 Prozent der bipolaren Erkrankungen beginnen mit einer Depression. Oft folgt nach der ersten depressiven Episode zu einem späteren Zeitpunkt eine zweite Depression. Diese betroffenen Menschen wissen somit nicht, ob es sich um eine Erkrankung mit wiederkehrenden Depressionen (unipolare oder einpolige depressive Erkrankung) handelt oder ob sich die Erkrankung später durch das Auftreten von Manien, Hypomanien oder Mischzuständen als bipolar entlarven wird (siehe Abb. »Lifechart: Fallbeispiel eines pseudounipolaren Verlaufs«). Für die medikamentöse und psychotherapeutische Behandlung und für die Beratung der Patientinnen und Patienten sowie ihrer Familienangehörigen ist es jedoch wichtig, möglichst frühzeitig die richtige Diagnose zu kennen.

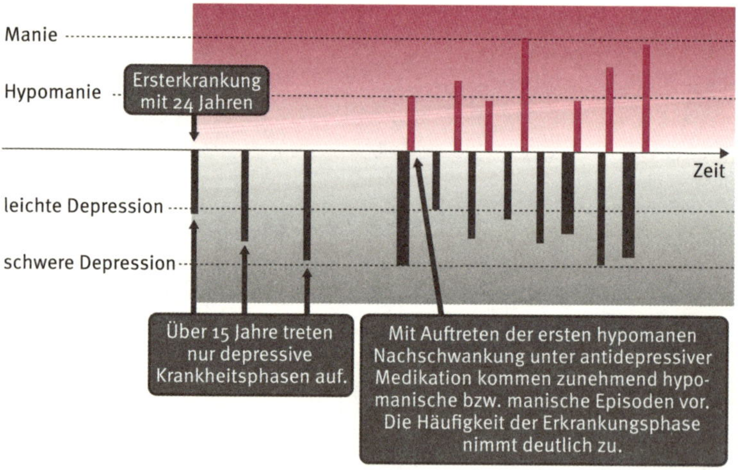

Lifechart: Fallbeispiel eines pseudounipolaren Verlaufs

Als »pseudounipolar« bezeichnen wir eine Gemütserkrankung mit wiederholten Depressionen, wenn bestimmte Symptome oder andere Zeichen darauf hinweisen, dass zu einem späteren Zeitpunkt Manien oder Hypomanien wahrscheinlich auftreten werden. Diese Hinweise werden »weiche bipolare Zeichen« genannt (siehe Frage 21). Einen deutlichen Hinweis auf eine pseudounipolare Depression gibt z. B. eine familiäre Krankheitsbelastung: wenn ein Patient mit Depressionen Blutsverwandte mit Hypomanien oder Manien, also einer bipolaren Erkrankung, hat. Bei diesen Patienten wird zukünftig mit hoher Wahrscheinlichkeit eine Hypomanie, Manie oder ein manisch-depressiver Mischzustand auftreten.

Übersicht über bipolare Erkrankungen und ihre Symptome

Erkrankung	Symptome
Bipolar I	depressive und manische Krankheitsphasen
Bipolar II	Depression und leichte Formen von Manie (Hypomanie)
Zyklothymie	fast ständig leichte depressive und leichte manische (hypomane) Symptome
pseudounipolare Depression/ »maskierte« bipolare Erkrankung	im bisherigen Krankheitsverlauf ausschließlich depressive Episoden; unter antidepressiver Medikation erhöhtes Risiko, manisch oder hypomanisch zu werden, familiäres Vorkommen der bipolaren Erkrankung

14 Wie grenzt man die bipolare Depression von anderen Depressionsformen ab?

Bipolare Depressionen unterscheiden sich von anderen Depressionsformen, weil sie Teil eines Krankheitsverlaufes sind, in dem auch Manien, Hypomanien und bipolare Mischzustände vorkommen. Deshalb werden bipolare Depressionen auch anders als andere Depressionsformen behandelt.

Es existiert noch kein Labortest, keine Röntgenuntersuchung oder ein anderes technisches Hilfsmittel, mit dem man eine bipolare von einer unipolaren Depression unterscheiden könnte. Es gibt allerdings eine Reihe einfach feststellbarer klinischer Merkmale, die diese therapeutisch so wichtige Unterscheidung erleichtern.

Die wichtigsten Unterschiede zwischen bipolarer und unipolarer Depression

- Bipolare Depressionen treten früher im Leben auf (zweites bis drittes Lebensjahrzehnt) als unipolare Depressionen (viertes und fünftes Lebensjahrzehnt).
- Die Symptomatik ist bei bipolarer Depression schwerer ausgeprägt und häufiger durch ein vermehrtes Schlafbedürfnis und durch Energie- und Antriebslosigkeit charakterisiert.
- Die Episoden sind bei der bipolaren Depression kürzer und folgen rascher aufeinander als bei der unipolaren Depression.
- Während bipolar depressiver Episoden können vereinzelt oder gehäuft manische Symptome auftreten, sodass der Übergang zu depressiv geprägten manisch-depressiven Mischzuständen fließend sein kann.

Die bipolaren Symptome

15 Wie zeigt sich die bipolare Depression?

Gefühlsleben, Stimmung: Niedergeschlagenheit, Angstgefühle, Traurigkeit, Sorge, Mutlosigkeit, Unbehagen, Verzweiflung, Freudlosigkeit, Unglücksgefühle, Trostlosigkeit oder eine als »steinern« empfundene Gefühlshemmung (»Gefühl der Gefühllosigkeit«), Unfähigkeit zu genießen, Hoffnungslosigkeit, Suizidgedanken, Suizidimpulse (Suizid = Selbstmord).

Selbstbewusstsein: Minderwertigkeits- und Kleinheitsgefühle, Selbstabwertung, Schuld- und Versagensgefühle, Versündigungs- und Unterlegenheitsgefühle.

Antrieb, Aktivität: Hemmung, Inaktivität, Interesselosigkeit, Motivationslosigkeit, Bewegungsverlangsamung, Unfähigkeit, etwas zu beginnen. Wenn diese Symptomatik besonders morgens oder in der ersten Tageshälfte auftritt, nennt man das Morgentief.

Denken, Sprache: Verlangsamtes, gehemmtes oder blockiertes Denken, Ideen- und Phantasielosigkeit, ständiges Grübeln über die immer gleichen depressiven und/oder sorgenvollen Inhalte, Konzentrations- und Aufmerksamkeitsstörungen, Merkfähigkeitsstörungen, leises und langsames Sprechen, vermindertes spontanes Sprechen, reduzierter Wortschatz, Wiederholung der immer gleichen depressiven Äußerungen, Sprachhemmung oder aufgeregt-verzagtes Jammern.

Körperliches Befinden: Müdigkeit und Erschöpfungsgefühl, Kraftlosigkeit, erhöhtes Ruhebedürfnis, verminderte sexuelle Lust, körperliches Unbehagen, Ein- und Durchschlafstörungen, Früherwachen oder vermehrtes Schlafbedürfnis.

Verhalten: Rückzug, Unternehmungsunlust, Inaktivität, Vermeiden von Geselligkeit, Ängstlichkeit, übertrieben defensives (übervorsichtiges) Verhalten. Schlaf: Deutlich vermehrtes Schlafbedürfnis, auch Hypersomnie genannt.

Psychose: Kleinheitswahn (wahnhafte Minderwertigkeitsgefühle), Verarmungswahn, Versündigungswahn, Schuldwahn, körperbezogener (hypochondrischer) Wahn.

Schwere psychotische Symptome: akustische und optische Sinnestäuschungen (Halluzinationen), ängstlicher Verfolgungswahn.

16 An welchen Symptomen erkennt man eine Manie?

Gefühlsleben, Stimmung: Euphorische Hochstimmung: Glücksgefühl, ausgeprägte Heiterkeit, Übermut, übertriebene Späße, positive Gefühlserregung, Lustgefühle, übertriebener/unkritischer Optimismus, übertriebenes Genussbedürfnis, übertriebene Freigiebigkeit, übertriebene/unkritische Liebes- und Sympathiegefühle.

Dysphorische Stimmung: Reizbarkeit, Zorn, Unmut, Wut, Egoismus, Ärger, übertriebene Abneigung (Hass), Streitlust, gereizte/unmutige Gefühlserregung.

Selbstbewusstsein: Selbstüberschätzung, Geltungsbedürfnis, Größengefühle, Überlegenheitsgefühle, Sendungsbewusstsein, Rechthaberei, übertriebenes Macht- und Kraftbewusstsein.

Antrieb/Aktivität: Überaktivität, Beschäftigungs- und Bewegungsdrang, Unruhe, Übermotivation, Dinge anfangen und nicht zu Ende führen, »zu viel auf einmal machen wollen«.

Denken, Sprache: Beschleunigtes, rasendes Denken, Ablenkbarkeit, Konzentrationsstörungen, sprunghaftes, abschweifendes Denken (»vom Hölzchen aufs Stöckchen kommen«), großer Wortschatz, ungewöhnlich großer Einfalls- und Phantasiereichtum, ungewöhnlich große Kreativität, unrealistische Pläne, Rededrang, lautes und schnelles Sprechen, verminderte Kritikfähigkeit, Oberflächlichkeit im Urteilen.

Körperliches Befinden: Erhöhte Energie, ungewöhnlich große Vitalität, ungewöhnlich gesteigertes Kraftgefühl, vermindertes Ruhe- und Schlafbedürfnis, vermehrte sexuelle Bedürfnisse.

Manisches Verhalten: Übertriebene Geselligkeit, ungewöhnlicher Unternehmungsdrang, Großspurigkeit, Unvorsichtigkeit, erhöhte Risikobereitschaft, unbedachte größere Geldausgaben, unüberlegte Geschäfte mit weitreichenden negativen Konsequenzen, Rücksichtslosigkeit, wahllose Bekanntschaften, Ausschweifungen (Verhaltensweisen, die für die betreffende Person in gesunden Zeiten untypisch sind, z. B. an Glücksspielen teilnehmen, nächtelange Barbesuche, unüberlegte Reisen), ungehemmtes Verhalten, Provozieren von Konflikten und Streitereien, Aggressivität.

Psychose: Größenwahn, religiöser Wahn, Liebeswahn (die betreffende Person ist dann der felsenfesten Überzeugung, eine andere Person – oft eine Berühmtheit oder jemand aus dem öffentlichen Leben – sei in sie verliebt, obwohl es keinen nachvollziehbaren Grund für eine solche Annahme gibt).

Schwere Symptomatik: optische Sinnestäuschungen (Dinge sehen, die real nicht vorhanden sind), akustische Sinnestäuschungen (Dinge hören, die real nicht vorhanden sind), Eingebung »göttlicher« Gedanken, Verfolgungswahn, Beeinträchtigungswahn, Geruchshalluzinationen.

17 Welche Symptome gibt es bei einer Hypomanie?

Bei Menschen mit einer Hypomanie kommen fast alle Symptome der Manie in stark abgeschwächter Form vor (allerdings nie psychotische Symptome). Manchmal erscheint eine Hypomanie wie eine besonders heitere Gemütsverfassung und Stimmung mit besonders wachem Lebensmut, mit Lebhaftigkeit, Beweglichkeit der Gedanken, Schlagfertigkeit, Witzigkeit und übermütiger guter Laune sowie mit Unternehmungslust. Daneben zeigen sich Oberflächlichkeit und Sprunghaftigkeit des Denkens, Reizbarkeit und Planlosigkeit.

Häufig treten alle Formen ärgerlicher, unmutiger und gereizter Gefühle auf. Oft erkennt man Hypomanien allerdings erst an den entsprechenden Verhaltensweisen, die sich aus den positiven und/oder negativen Gefühlen ableiten: Unrast, Geschäftigkeit, übertriebene Geselligkeit und Unternehmungslust, Ausschweifungen aller Art, risikoreiches und konfliktauslösendes Verhalten. Oft wird hypomanisches Verhalten erst erkannt, wenn negative Konsequenzen eingetreten sind.

18 Kann man gleichzeitig depressiv und manisch sein?

Ja, manische und depressive Symptome können zeitgleich nebeneinander oder in rasch wechselnder Folge vorkommen. Bei Mischzuständen können alle Symptome auftreten, die unter den Fragen 15 und 16 aufgeführt sind.

19 Was sind Bipolar-II-Mischzustände?

Unter Bipolar-II-Mischzuständen versteht man eine Mischung aus depressiven und hypomanischen Symptomen. Diese bipolaren Episoden sind oft durch starke Unruhe und übertrieben missmutiges und ärgerliches Verhalten sowie durch Schlafstörungen und Erschöpfungsgefühle gekennzeichnet. Auch auszehrende Rastlosigkeit und körperliches Missbefinden gehören zum Symptomspektrum.

20 Warum ist eine Zyklothymie so schwer zu erkennen?

Die Diagnose Zyklothymie (siehe Frage 12) ist aus vielen Gründen tatsächlich problematisch. Im Verlauf einer bipolaren Erkrankung kann ein Mensch zwischen deutlichen Manien und Depressionen Phasen mit labiler Stimmung haben, die durch ein zwar leichtgradiges, aber unregelmäßiges und belastendes Auf und Ab der Gefühle gekennzeichnet sind. Das bedeutet, dass nicht wenige Patienten mit Zyklothymie außerdem eine Bipolar-I- oder Bipolar-II-Erkrankung haben. Viele, die diese Symptome haben, suchen keinen Arzt auf, weil sie sich daran gewöhnt haben – obwohl sie darunter leiden – und auch keine Behandlung möchten. Andere leiden und tragen schwer an den Konsequenzen dieser psychischen Störung, wissen aber nicht, dass die Zyklothymie zu behandeln ist.

21 Was sind »weiche bipolare Zeichen«?

Unter »weichen bipolaren Zeichen« – aus dem Englischen (»soft bipolar signs«) übersetzt – verstehen wir Anzeichen dafür, dass bei einem Patienten mit großer Wahrscheinlichkeit zukünftig eine Hypomanie, eine Manie oder ein manisch-depressiver Mischzustand auftreten wird; der bisherige Krankheitsverlauf hat allerdings nur depressive Episoden erkennen lassen.

Folgende Merkmale gelten als weiche bipolare Zeichen

- eine familiäre Belastung mit bipolaren Erkrankungen
- affektive Erkrankungen in drei aufeinanderfolgenden Generationen einer Familie
- durch Antidepressiva ausgelöste Hypomanien
- wiederkehrende Depressionen mit plötzlichem Beginn und Ende
- bereits in der Kindheit oder im frühen Erwachsenenalter aufgetretene depressive Episoden, bei denen Dinge wahrgenommen wurden, die nicht der Wirklichkeit entsprachen (Sinnestäuschungen)

22 Was versteht man heute unter »Psychose«?

In der Vergangenheit wurde der Begriff »Psychose« oft in verwirrender Uneinheitlichkeit benutzt. So wurden z. B. die Gemütserkrankungen »wiederkehrende Depression« und »bipolare Erkrankung« als endogene Psychosen bezeichnet. Hierzu wurde aber auch die Schizophrenie gezählt, die aufgrund ihrer Symptomatik und ihres Verlaufes sowie wegen der oft damit verbundenen seelischen Behinderungen (z. B. dauerhafte Verflachung und Abstumpfung der Gefühle, dauerhaft fehlendes oder eingeschränktes Bedürfnis nach Kontakt mit anderen Menschen, Gleichgültigkeit in Bezug auf die eigene Person) sehr viel ernster zu sehen ist. Gemütserkrankungen und Schizophrenien werden heute wegen ihrer Unterschiedlichkeit deshalb auch sprachlich klar voneinander getrennt.

Der Begriff »Psychose« wurde früher ebenfalls zur Charakterisierung sehr unspezifischer Symptome und Symptomgruppen verwendet (Wahnsymptomatik, Sinnestäuschungen), die jedoch bei vielen verschiedenen psychischen Erkrankungen vorkommen können. Daher war nie genau klar, ob mit dem Begriff gerade eine Krankheit oder nur bestimmte Symptome bezeichnet werden sollten. Oft wird noch immer der Fehler begangen, die Begriffe »psychotisch« und »schizophren« oder »Psychose« und »Schizophrenie« bedeutungsgleich zu verwenden. *Das ist falsch!* Viele Patienten, bei denen vorübergehend psychotische Symptome auftreten, haben keine Schizophrenie.

Als Folge dieser sprachlichen Ungenauigkeit gab es unendlich viele Missverständnisse, die auch zu Fehlern in der Behandlung von Patientinnen und Patienten führten. Deshalb verwenden wir die Begriffe »Psychose« und »psychotisch« heute nur noch zur Bezeichnung bestimmter Symptome bzw. Symptomgruppen, nicht aber zur Bezeichnung psychischer Erkrankungen. (Zum Teil wird zum Beispiel von Manien mit psychotischen Merkmalen gesprochen. Zum Teil auch von Psychose bei Manie.)

Schizoaffektive Psychose

Die Diagnose schizoaffektive Psychose hat eine lange Tradition. Sie wurde gestellt, wenn bei Gemütserkrankungen auch psychotische Symptome vorkamen. Deshalb fand diese Diagnose auch Eingang in die gegenwärtigen Diagnosemanuale ICD-10 und DSM-4. Inzwischen haben Studien gezeigt, dass es keine sinnvolle Abgrenzung schizoaffektiver Psychosen gegen bipolare Störungen mit psychotischen Merkmalen und auch gegen andere Diagnosen gibt. Deshalb hat dieser diagnostische Begriff voraussichtlich bei der Weiterentwicklung der diagnostischen Manuale keine Zukunft.

23 Was sind psychotische Symptome?

Als »psychotisch« bezeichnen wir Symptome, die bei den Betroffenen zu Fehleinschätzungen der Wirklichkeit führen, wie Wahnsymptomatik, Sinnestäuschungen/Halluzinationen. Sie sind vorübergehend nicht oder nur eingeschränkt in der Lage, ihre Person und ihre Umgebung realistisch einzuschätzen und ihr Handeln daran zu orientieren.

Auch die Einsichts- und Urteilsfähigkeit sowie die Fähigkeit zu überlegtem Handeln sind stark beeinträchtigt. Die Menschen wirken ratlos oder verwirrt und verhalten sich sprunghaft. Sie bemerken oft nicht, dass sie krank und ihre psychischen Funktionen gestört sind. Vielmehr glauben sie, ihre Umgebung habe sich verändert. Häufig haben sie Angst- bzw. Bedrohungsgefühle, die dann die Quelle für Verfolgungs- und Beeinträchtigungswahn sind.

Diese Fehleinschätzungen der Wirklichkeit und Sinnestäuschungen führen zu Verhaltensweisen, die Außenstehenden absonderlich und unverständlich erscheinen, auch, weil sie unberechenbar sein können und übliche Normen verletzen. So kommt es vor, dass manisch Erkrankte euphorisch berichten, Gottes Stimme gehört zu haben und der Messias zu sein. Auf andere Menschen können der missionarische Eifer und der Größenwahn des »manischen Messias« sehr befremdlich wirken, weil sie nicht zu ihrem Verhalten in gesunden Zeiten passen.

Psychotische Symptome treten vorübergehend auf

Psychotische Symptome können bei grundverschiedenen Erkrankungen auftreten, etwa bei psychischen Erkrankungen, Störungen der Hormonproduktion, Erkrankungen des Gehirns, Drogen- und Alkoholabhängigkeit. Meist sind sie vorübergehende Erscheinungen dieser Erkrankungen. Für die bipolare Erkrankung gilt dies ganz besonders: Psychotische Symptome treten, wenn überhaupt, nur vorübergehend auf. Sie zeigen an, dass die jeweilige Krankheitsepisode schwer ausgeprägt ist. Bei manisch-depressiven Mischzuständen und bei Manien kommen sie häufiger vor als bei bipolaren Depressionen.

Psychotische Symptome, die im Rahmen von bipolaren Erkrankungen auftreten, können heute sehr erfolgreich behandelt werden (siehe Fragen 124 bis 130).

Die Häufigkeit bipolarer Erkrankungen

24 Wie verbreitet sind bipolare Erkrankungen?

Weltweit leidet wahrscheinlich circa 1,0 Prozent der Erwachsenen unter einer Bipolar-I-Erkrankung. Von der Bipolar-II-Erkrankung scheinen nach neuesten Studien deutlich mehr Menschen betroffen zu sein. So berichten Schweizer Forscher, dass etwa 11 Prozent der Bevölkerung durch diese Form der manisch-depressiven Erkrankung beeinträchtigt sind.

Millionen Menschen leiden also an Stimmungsschwankungen und massiven Beeinträchtigungen des Gefühlslebens, die zu einer stark verringerten Lebensqualität führen können.

25 Sind Männer und Frauen gleichermaßen betroffen?

Das Risiko, an einer Bipolar-I-Störung zu erkranken, ist für Männer und Frauen gleich hoch. Die Bipolar-II-Störung kommt häufiger bei Frauen vor.

Der Verlauf bipolarer Erkrankungen

26 In welchem Alter beginnt die Erkrankung?

Erste Anzeichen einer bipolaren Erkrankung können bereits in der Kindheit und in der Jugendzeit auftreten. Etwa 30 Prozent der Betroffenen berichten über erste Symptome vor Vollendung des 13. Lebensjahres; 65 Prozent waren bei Beginn der Symptomatik jünger als 18 Jahre. Nach dem 35. Lebensjahr auftretende Erkrankungen sind seltener.

27 Wie beginnt die Erkrankung?

Die Frühsymptome sind bei den meisten Betroffenen uncharakteristisch: Ängste, Unruhe, Schlafstörungen, Niedergeschlagenheit, Hyperaktivität, Konzentrations- und Aufmerksamkeitsstörungen, oppositionelles, sehr unangepasstes Verhalten, starke Gefühlsschwankungen. Frühes Rauchen, Alkohol- und Drogenkonsum sind weitere unspezifische Merkmale bei Jugendlichen. Alkohol- und Drogenkonsum können die Diagnose verschleiern und somit erschweren. In der Frühphase der Erkrankung (vor dem 18. Lebensjahr) ist der Verlauf nicht so eindeutig phasenhaft wie im Erwachsenenalter, die einzelnen Episoden lassen sich seltener klar abgrenzen. Es kommen auch häufig psychotische oder psychoseähnliche Symptome vor (siehe Frage 22).

Zählt man nur die eindeutig charakterisierbaren Episoden, so beginnt eine bipolare Erkrankung in mehr als 60 % der Fälle mit einer Depression (depressive Mischzustände eingeschlossen).

28 Depressiv oder bipolar?

Auch wenn Sie bisher nur wiederkehrende Depressionen hatten, können irgendwann Manien oder Hypomanien hinzukommen. Bei der Hälfte der Patienten mit wiederkehrenden Depressionen kann auch nach mehrjährigem Verlauf noch eine Hypomanie, eine Manie oder ein Mischzustand auftreten; erst dann »entpuppt« sich die Krankheit als bipolar (siehe auch Frage 13). Für den Arzt, die Ärztin ist diese Information sehr wichtig, denn sie hat Konsequenzen für den Verlauf der Erkrankung, die rückfallverhütende Therapie und die Beratung des Patienten.

29 Mit welchem Verlauf muss man rechnen?

Leichtgradige Formen bipolarer Erkrankungen sind sehr viel häufiger als schwere bipolare Krankheiten.

Wenn wir allerdings den gesamten Verlauf bipolarer Erkrankungen von ihrem erstmaligen Auftreten bis ins Alter des betroffenen Menschen zugrunde legen, stellen wir fest, dass auch bei leichtgradigen Erkrankungen die eine oder andere schwere Episode möglich sein kann.

30 Welche Form tritt öfter auf, die schwere oder die leichte?

Gemessen an der Gesamtheit bipolar erkrankter Menschen ist die überwiegende Mehrzahl leichtgradig betroffen, nur eine kleine Minderheit leidet unter schweren Krankheitsformen.

Vielleicht waren Sie bereits in einem psychiatrischen Krankenhaus und hatten dort den gegenteiligen Eindruck, aber diese Erfahrung lässt sich nicht verallgemeinern, da in den Kliniken naturgemäß vornehmlich Patienten mit mittelschweren oder schweren bipolaren Krankheitsepisoden behandelt werden.

Gegenseitige Unterstützung
Wir empfehlen Patientinnen und Patienten die Teilnahme an einer ambulanten Patientengruppe. Hier gewinnen sie realistischere Eindrücke und sehen, wie gut viele mit der Erkrankung zurechtkommen.

31 Wonach wird die Schwere eingeschätzt?

Merkmale einer schweren bipolaren Erkrankung sind:

- ein sehr junges Alter bei Beginn der Erkrankung
- sehr häufige Krankheitsepisoden, z. B. jährlich oder mehrmals jährlich
- häufige sehr schwer ausgeprägte Krankheitsepisoden, z. B. bipolare Episoden mit psychotischen Symptomen
- eine besonders lange Dauer der einzelnen Krankheitsepisoden und eine unvollständige Rückbildung der Symptomatik
- körperliche und/oder psychische Begleiterkrankungen mit negativen Auswirkungen auf die bipolare Erkrankung (z. B. Suchterkrankung)
- häufige Selbstmordgedanken oder -versuche

32 Wie lange dauern die Krankheitsepisoden?

	Manie	Depression
unbehandelt	im Durchschnitt 2 bis 4 Monate	3 bis 9 Monate sind die Symptome spürbar.
medikamentös behandelt	Nach 3 bis 6 Wochen sind die Symptome gut unter Kontrolle.	Die Symptome sind längst nicht so quälend und dauern 1 bis 3 Monate.

33 In welchem Abstand treten Krankheitsepisoden auf?

Das ist ganz unterschiedlich. Bipolar affektive Erkrankungen neigen dazu, in unregelmäßigen Abständen immer wieder aufzutreten. Die Abstände zwischen den Krankheitsphasen können dabei mehrere Jahre betragen. Im ungünstigsten Fall können jedoch Symptome schon nach wenigen Tagen oder Wochen erneut auftreten.

34 Verändert sich der Abstand zwischen den Krankheitsepisoden?

Ja. Mit jeder durchgemachten Krankheitsepisode nimmt die Wahrscheinlichkeit für ein erneutes Auftreten zu. Je mehr Episoden aufgetreten sind, desto kürzer können die Abstände dazwischen zukünftig werden, d. h., erneute Krankheitsepisoden treten immer schneller auf.

35 Was ist »Rapid Cycling«?

»Rapid Cycling« bedeutet in etwa »schnelles Wechseln« und meint, dass innerhalb eines Jahres mindestens vier Krankheitsepisoden auftreten (siehe Abb. »Lifechart: Rapid-Cycling-Verlauf«). Unter Klinikpatientinnen und -patienten haben immerhin 20 Prozent vorübergehend so eine Häufung von Krankheitsphasen. Bei bipolaren Patienten mit Rapid Cycling sind andere Behandlungsstrategien erforderlich als bei solchen mit selteneren Krankheitsphasen. Deshalb ist es wichtig, dass Sie Ihrem Arzt, Ihrer Ärztin genaue Informationen über alle leichten und schweren Krankheitsphasen geben.

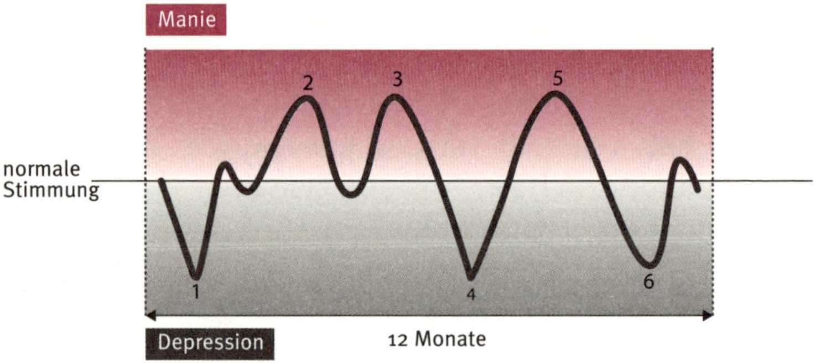

Lifechart: Rapid-Cycling-Verlauf

36 Was ist ein »Lifechart«?

Unter einem »Lifechart« verstehen wir die grafische Darstellung aller bipolaren Krankheitsepisoden eines Betroffenen. Hierzu werden Dauer und Schwere der einzelnen Episoden auf einem Zeitstrahl eingetragen, und es wird genau vermerkt, ob es sich dabei um eine Manie, eine Depression oder um einen bipolaren Mischzustand handelte, welche Behandlung erfolgte und wie effektiv sie war. Auf diese Weise wird der bisherige Verlauf der bipolaren Erkrankung »kartiert«.

Anhand des Lifecharts kann man zum Beispiel erkennen, ob eine rückfallverhütende Maßnahme erfolgreich war, denn in einem solchen Fall müssten neue Krankheitsepisoden anschließend weniger schwer ausgeprägt auftreten. Die bisherigen Abbildungen sind Beispiele für Lifecharts. Am Ende des Buches finden Sie ein Blatt, um den eigenen Verlauf zu dokumentieren.

37 Mit wie vielen Krankheitsepisoden muss man rechnen?

Bei etwa einem Drittel der Betroffenen treten im Verlauf ihres Lebens eine bis vier Episoden auf. Folglich erleiden rund 70 Prozent der bipolar erkrankten Menschen fünf und mehr Krankheitsepisoden.

38 Kann man an der Krankheit sterben?

An der Erkrankung selbst kann man nicht sterben, allerdings ist aufgrund der belastenden Stimmungsschwankungen die Selbstmordrate bei bipolar erkrankten Menschen deutlich erhöht (ca. 10–15 Prozent). 25 bis 50 Prozent der Betroffenen unternehmen im Verlauf ihres Lebens mindestens einen Suizidversuch, die gesundheitlichen Folgeschäden können erheblich sein. Die Selbstmordgefahr ist eine der schlimmsten Bedrohungen für die erkrankten Menschen.

Sprechen Sie darüber!
Wenn bei Ihnen Selbstmordgedanken aufkommen, sollten Sie unbedingt Ihren Arzt, Ihre Ärztin informieren. Sie können heute sehr gut medikamentös behandelt werden! Sprechen Sie auch mit Ihren Angehörigen, Ihren Freundinnen und Freunden darüber. Wenn Sie offen über Ihre Selbstmordgefährdung sprechen, tragen Sie entschieden dazu bei, hilfreiche Vorkehrungen zu treffen und ihr entgegenzuwirken.

39 Hören bipolare Erkrankungen von selbst auf?

Diese Frage ist schwer zu beantworten, denn längst nicht alle erkrankten Menschen suchen ärztliche Hilfe oder bleiben in Behandlung – vor allem, wenn die Episoden leichtgradig ausgeprägt und die Abstände dazwischen sehr lang sind.

Patienten mit sehr milden Erkrankungsformen und günstigen Verläufen werden in Studien oft nicht erfasst; deshalb bleibt unklar, wie häufig bipolare Krankheiten von selbst aufhören. Nach unseren persönlichen Erfahrungen dürfte der Anteil dieser Patientengruppe unter 10 Prozent liegen.

40 Welche Folgen hat die Erkrankung?

Nach akuten Krankheitsphasen klingen die schweren manischen und depressiven Symptome zwar ab; oft bleiben jedoch Beschwerden zurück, die die Leistungsfähigkeit erheblich beeinträchtigen können: raschere Ermüdung, Probleme beim kurzzeitigen konzentrierten Arbeiten, geringere seelische und/oder emotionale Belastbarkeit und vor allem ohne Anlass auftretende leichte Stimmungsschwankungen.

Die gesundheitlichen Folgen haben oft auch erhebliche soziale Auswirkungen: Arbeitsplatzverlust, Auseinanderbrechen der Familie, Scheidungen/Trennungen und dass Freundinnen und Freunde sich abwenden, sind keine Seltenheit. Befragungen ergaben, dass zwei Jahre nach der ersten schweren bipolaren Krankheitsepisode circa zwei Drittel der Betroffenen keine Arbeit mehr haben oder von ihren Angehörigen und Freunden verlassen wurden und isoliert leben.

Begünstigt durch diese schwerwiegenden Belastungen treten bei etwa der Hälfte der bipolar erkrankten Menschen weitere psychische Erkrankungen auf, wie Alkoholmissbrauch bzw. -abhängigkeit oder Angsterkrankungen.

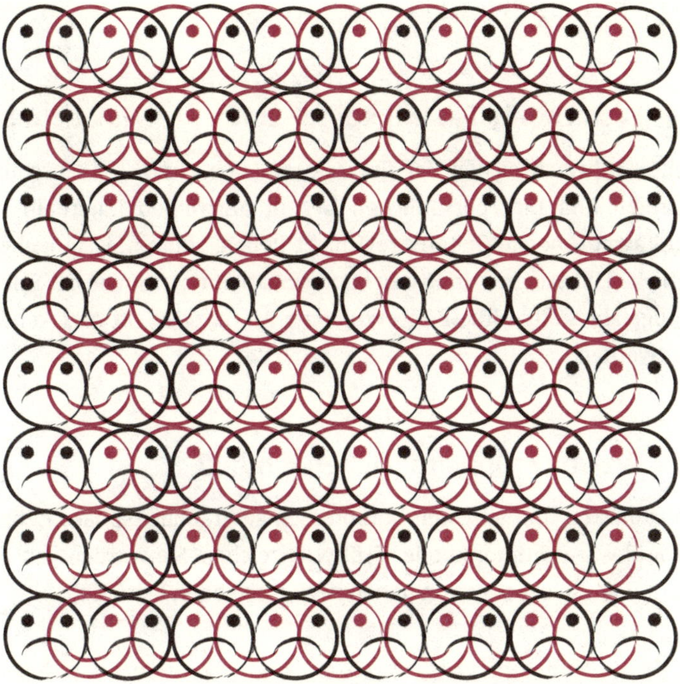

Die Krankheit erkennen und verstehen

Erst die richtige Diagnose ermöglicht die optimale Therapie. Anhand der folgenden Informationen finden Sie sich auf dem Weg zur Diagnose besser zurecht.

Die ärztliche Hilfe

41 Wann sollte ich unbedingt einen Arzt aufsuchen?

Wenn Frühwarnzeichen der Erkrankung (siehe nächsten Abschnitt) auftreten und Ihre persönlichen Gegenmaßnahmen innerhalb von drei Tagen (oberste Zeitgrenze!) nicht helfen, sollten Sie umgehend ärztliche Hilfe suchen. In Krisen- und Notsituationen sowie bei Selbstmordgefahr sollte ohne Zeitverzug eine Ärztin oder ein Arzt konsultiert werden.

42 Welche Frühwarnzeichen gibt es?

Die frühesten und leisesten Vorboten einer Krankheitsphase nennen wir Frühwarnsymptome oder Frühwarnzeichen. Sie werden von den Betroffenen selbst oder von nahen Bezugspersonen bemerkt.

Frühwarnzeichen einer bipolaren Depression

- zeitweilig niedergedrückte Stimmung
- Leistungsabfall, psychisches Erschöpfungsgefühl
- Konzentrations- und Aufmerksamkeitsstörungen, Lernbehinderungen, Vergesslichkeit
- körperliche Beschwerden (z. B. Erschöpfungsgefühl, Gliederschwere, Herzrasen, Beklemmungsgefühl, Magenschmerzen, Übelkeit, Verstopfung oder Durchfall u. v. a.)
- zu viel Schlaf oder zu wenig Schlaf, zerhackter oder unerholsamer Schlaf
- Rückzugsneigung, geringeres Bedürfnis, mit anderen Menschen Kontakt zu haben
- vermindertes Bedürfnis sich mitzuteilen, Schweigsamkeit
- Antriebsschwierigkeiten, Motivationsprobleme

Frühwarnzeichen einer Hypomanie oder Manie

- übertriebene Aktivität und Geschäftigkeit, Betriebsamkeit, Unruhe
- vermindertes Schlafbedürfnis, übertriebene Vitalität
- vermehrtes Reden
- Ablenkbarkeit, Konzentrationsstörungen
- Gereiztheit, Unzugänglichkeit
- vermindertes Schlafbedürfnis/Hyposomnie

Frühwarnzeichen sind äußerst individuell: Jeder bipolar erkrankte Mensch hat dabei sein ganz persönliches Muster. Deshalb sollten Sie gemeinsam mit Ihren Angehörigen Ihre persönlichen Frühwarnsymptome schriftlich festhalten. Spezielle Listen hierfür finden Sie im Anhang.

43 Warum ist sofortiges Reagieren auf Frühwarnzeichen so wichtig?

Eine Behandlung zu einem sehr frühen Zeitpunkt, wenn also die Symptome erst minimal oder leicht ausgeprägt sind, kann mit relativ geringen therapeutischen Mitteln erneute Krankheitsepisoden abwenden. Früherkennung ermöglicht Frühbehandlung: Oft ist dann alles halb so schlimm.

44 An wen wende ich mich um ärztliche Hilfe?

Am einfachsten wenden Sie sich zuerst an Ihren Hausarzt bzw. Ihre Hausärztin. Hier haben Sie Vertrauen und können deshalb gemeinsam am besten beraten, was zu tun ist. Falls er/sie der Meinung ist, dass die Behandlung von einem Spezialisten durchgeführt werden sollte, erhalten Sie dafür eine Empfehlung. Natürlich können Sie sich auch direkt an einen Nervenarzt bzw. an einen Arzt, eine Ärztin für Psychiatrie und Psychotherapie wenden oder an eine psychiatrische Institutsambulanz, eine psychiatrische Abteilung in einem allgemeinen Krankenhaus oder direkt an eine psychiatrische Klinik.

45 Wann liegt ein Notfall vor?

Wenn ein Mensch in Lebensgefahr ist (Suizidgefahr!) oder befürchtet werden muss, dass er für andere Menschen eine Gefahr darstellen könnte, ist das ein Notfall. Zögern Sie bitte nicht, in einem solchen Fall die Telefonnummer 110 (Notruf) bzw. einen Arzt anzurufen!

Wenn der/die Erkrankte während des Transports aggressiv reagiert, sollten Sie unbedingt die Polizei hinzurufen, denn einige Rettungssanitäter könnten sich weigern, die Person zu transportieren.

Ein Notfall liegt auch vor, wenn sich die Symptomatik binnen sehr kurzer Zeit zu erheblicher Schwere entwickelt oder wenn psychotische Symptome das Verhalten unberechenbar werden lassen.

46 Was sind Alarmsignale für einen möglichen Selbstmord?

Während der Krankheitsepisoden muss man, besonders bei Depressionen und Mischzuständen, stets daran denken, dass die Gefahr einer Selbsttötung besteht. »Wer darüber spricht, tut es nicht« – dies ist eine Fehleinschätzung! Bedenken Sie das als Angehörige oder Freunde.

Überwinden Sie sich als Patient oder Patientin: Vertrauen Sie sich Ihrem Arzt oder Ihren Nächsten an. Menschen, die bereits Selbstmordversuche unternommen haben oder wiederholt Suizidgedanken hatten, sind besonders gefährdet. Höchste Alarmstufe besteht, wenn jemand direkt oder indirekt Lebensüberdruss signalisiert oder Suizid erwähnt bzw. ankündigt. Die folgenden Merkmale können Hinweise auf eine Selbstmordgefährdung geben:

- frühere Suizidversuche
- Suizide oder Suizidversuche bei Blutsverwandten
- aktuelle Suizidgedanken oder geäußerter Lebensüberdruss
- Vorbereitungshandlungen oder -planungen
- unbegründete Schuldgefühle, Versündigungsgefühle, Selbstabwertung, Gewissensnot
- indirekte, gehemmte und unterdrückte Aggressivität
- Unruhe und Getriebenheit, Spannungsgefühl
- Wunsch nach Ruhe, Erschöpfungsgefühl, Wunsch, »mal eine Pause haben« zu wollen
- Gefühl, überflüssig zu sein, für die Angehörigen und/oder die Umgebung nur eine Belastung zu sein
- Überzeugung von der eigenen Minderwertigkeit
- Rückzug von anderen Menschen, Wunsch, allein zu sein
- Denken, dass das ganze Leben negativ ist/war, Hoffnungslosigkeit, Perspektivlosigkeit

Wer darüber spricht, tut es nicht? Falsch!

Bitte denken Sie daran: Mehr als 80 Prozent der Menschen, die durch Selbstmord sterben, äußern ihre Absicht vorher in irgendeiner Form!

Von den Schwierigkeiten, die richtige Diagnose zu stellen

47 Was versteht man unter »Diagnose«?

Diagnostik ist der Prozess, der zur Feststellung einer Erkrankung nach wissenschaftlich bewährten ärztlichen und/oder psychologischen Untersuchungsmethoden führt. Festgelegte Krankheitszeichen müssen vorhanden sein, damit der Arzt, die Ärztin die entsprechende Diagnose stellen kann. Eine Diagnose fasst alle Merkmale einer Erkrankung zusammen und ist eine Art Oberbegriff. Sie ist deshalb auch eine Vereinfachung, denn es ist einfacher zu sagen, jemand habe eine bipolare Erkrankung, als jedes einzelne Symptom aufzuzählen. Ohne eine Diagnose ist eine zielgerichtete Therapie unmöglich!

48 Wie viel Zeit vergeht bis zur richtigen Diagnose?

Zwischen den allerersten psychischen Symptomen bis zur ärztlichen Diagnose »bipolare Erkrankung« liegen im Durchschnitt 10 Jahre. Erst dann setzt also eine zielgerichtete symptomlindernde Behandlung ein. Diese Zeitspanne ist viel zu lang. Deshalb wird in der Medizin heute viel unternommen, um die Frühdiagnostik der bipolaren Erkrankung zu verbessern.

49 Weshalb dauert es oft so lange?

Schwere und Tragweite der Erkrankung sind in der Medizin und in der Öffentlichkeit viel zu lange verkannt worden. In den Medien wird zu selten über bipolare Erkrankungen berichtet; somit ist die Bevölkerung nicht informiert, Betroffene können ihre Stimmungsschwankungen nicht als eine psychische Erkrankung einordnen, die ärztlich behandelt werden kann und muss. Viele kommen daher erst Monate, oft auch erst Jahre nach den ersten Krankheitsanzeichen in fachärztliche

Behandlung – wenn die Beschwerden häufig schon so ausgeprägt sind, dass eine stationäre Behandlung im Krankenhaus erforderlich ist.

Zudem ist die Erkrankung nicht immer einfach festzustellen, da sich oft erst nach Jahren mit ausschließlich depressiven Episoden manische Krankheitsphasen einstellen können. Somit zeigt sich häufig erst nach mehreren Jahren das vollständige Beschwerdebild der Erkrankung.

Nutzen Sie Ihre Chancen!
Viele Betroffene scheuen den Weg in eine fachärztliche Praxis: Nur 30 Prozent der bipolar erkrankten Menschen begeben sich in hausärztliche Behandlung, ganze 10 Prozent suchen wegen ihrer Beschwerden einen Arzt, eine Ärztin für Psychiatrie und Psychotherapie auf. Weit verbreitete Vorurteile wie »Da gehen doch nur die Verrückten hin«, »Ich habe zwar Stimmungsschwankungen, bin aber sonst ganz normal im Kopf« verhindern eine frühzeitige Behandlung.

Nutzen Sie Ihre Chancen, die Krankheit dauerhaft positiv zu beeinflussen, und suchen Sie frühzeitig einen Facharzt bzw. eine Fachärztin auf!

50 Warum sollte man zum Facharzt gehen?

In einer fachärztlichen Praxis für Psychiatrie und Psychotherapie ist man auf die Diagnostik und Behandlung psychischer Beschwerden und Erkrankungen spezialisiert. Der Facharzt, die Fachärztin verfügt auch über spezielle Kenntnisse in der medizinischen Psychologie und der Psychotherapie. Mit der gleichen Selbstverständlichkeit, mit der Sie bei Zahnschmerzen zum Zahnarzt gehen, sollten Sie bei psychischen Beschwerden den entsprechenden Facharzt aufsuchen.

51 Wie sieht die fachärztliche Untersuchung aus?

Im Mittelpunkt der Untersuchung steht das Gespräch zwischen Ihnen und dem Arzt, der Ärztin über aktuelle und frühere seelische Beschwerden und Störungen. Sie sollten dabei wirklich sämtliche Probleme ansprechen. Es werden alle seelischen Funktionen untersucht.

Sehr hilfreich für die Diagnose können zudem Informationen von nahen Bezugspersonen über das psychische Befinden und Verhalten des erkrankten Menschen sein. Deshalb empfehlen wir Ihnen, sich nach Möglichkeit von einem Angehörigen begleiten zu lassen.

Es findet außerdem eine eingehende körperliche Untersuchung statt, und es werden Befunde erhoben, die Aufschluss über das Funktionieren des Nervensystems geben. Schließlich gehören zur psychiatrischen Diagnostik auch die Untersuchung von Blutproben im Labor, die Ableitung der Hirnströme (EEG) und bildgebende Untersuchungen des Gehirns.

52 Was muss der Arzt wissen?

Hilfreich ist es, wenn Sie sich im Vorfeld mit folgenden Fragen beschäftigen:

- Welche aktuellen psychischen Beschwerden haben Sie?
- Wann sind die psychischen Beschwerden zum ersten Mal aufgetreten?
- Wie waren seitdem die Intensität und der Verlauf der Beschwerden?
- Gab es seit Beginn der Beschwerden auch Phasen, in denen Sie sich gesund gefühlt haben?
- Waren Sie wegen der Beschwerden bereits in Behandlung? Wenn ja, bei wem? Was wurde gegen die Beschwerden bislang unternommen?
- Nehmen Sie derzeit Medikamente ein? Wenn ja, welche? Wie haben die Medikamente gewirkt und welche Nebenwirkungen sind aufgetreten?

- Haben Sie jemals eine Psychotherapie gemacht?
- Hatten Sie außer den aktuellen psychischen Beschwerden auch bereits andere?
- Gibt es in Ihrer Familie jemanden, der ähnliche oder andere psychische Probleme hatte oder hat?

Die möglichst genaue Beantwortung dieser Fragen kann dazu beitragen, die richtige Diagnose zu stellen und eine angemessene, wirkungsvolle Behandlung einzuleiten. Der begleitende Angehörige oder die nahe Bezugsperson kann hierzu meistens ebenfalls wichtige Informationen geben.

53 Nach welchen Regeln wird die Diagnose gestellt?

Ärztinnen und Ärzte für Psychiatrie und Psychotherapie orientieren sich an internationalen Leitlinien, die ganz genau festlegen, welche Krankheitszeichen vorhanden sein müssen, um die Diagnose »bipolare affektive Erkrankung« stellen zu dürfen. Diese Leitlinien, die weltweit für alle Fachärzte verbindlich sind, gibt es nicht nur zur Feststellung bipolarer Krankheiten, sondern für alle Formen psychischer Erkrankungen.

Zusammengefasst sind diese diagnostischen Leitlinien in der Internationalen Klassifikation psychischer Störungen, kurz ICD-10. Verantwortlich für die ICD-10 ist die Weltgesundheitsorganisation.

54 Weshalb ist die Diagnose der bipolaren Störung in jungen Jahren so schwierig?

Erste Anzeichen während der Kindheit, im Jugend- bzw. frühen Erwachsenenalter lassen sich oft nicht eindeutig der Erkrankung zuordnen und werden deshalb meist fälschlicherweise als »Pubertätskrise« oder »Teenager-Rebellion« verkannt. Frühe Symptome der bipolaren Erkrankung sind ausgesprochen unspezifisch.

55 Was könnte es neben einer bipolaren Erkrankung noch sein?

Bestimmte, sehr auffällige Krankheitssymptome können sowohl bei der bipolaren Erkrankung als auch bei der Aufmerksamkeits-Defizit-Hyperaktivitäts-Störung (ADHS) auftreten:

- leichte Ablenkbarkeit
- ständige motorische Unruhe
- schwer zu unterdrückender Rededrang
- die Neigung, andere nicht aussprechen zu lassen
- ein außerordentlich chaotisches Verhalten (Sprunghaftigkeit, ungeplantes Verhalten, Unordnung)
- das starke Bedürfnis, mit anderen Menschen in Kontakt zu kommen, bei gleichzeitigem Unvermögen, eigene Interessen zurückzustellen
- Verhaltensweisen, die ein hohes Konfliktpotenzial (Aggressivität, Streitereien, Rechthaberei, Unzuverlässigkeit) in sich bergen, sind für beide Erkrankungen typisch.

Die Diagnose: schwierig, aber nicht unmöglich

Trotz zahlreicher Gemeinsamkeiten kann ein Facharzt bei gründlicher Untersuchung und ausreichend langer Beobachtung des Verhaltens zwischen beiden Krankheitsbildern differenzieren und damit auch die erforderliche differenzierte Behandlung einleiten.

56 Gibt es Zusammenhänge mit ADHS?

Die meisten Kinder mit ADHS erkranken nie an einer bipolaren Störung! Es gibt jedoch zwischen beiden Krankheitsbildern Zusammenhänge; hierzu einige Zahlen:

- 3–5 Prozent aller Kinder erkranken an ADHS, tendenziell mehr Jungen als Mädchen. 15–23 Prozent dieser Kinder entwickeln im späteren Leben eine bipolare Erkrankung.
- 28 Prozent der Kinder bipolar erkrankter Eltern haben auch eine Störung; 70–80 Prozent dieser Kinder leiden an ADHS.

In einer Studie wurde die Entwicklung der psychischen Gesundheit von 12-jährigen Kindern zehn Jahre lang verfolgt: Kinder mit ADHS erkrankten im Vergleich zu Kindern ohne ADHS während dieser 10 Jahre achtmal häufiger an einer bipolaren Störung. ADHS ist somit als ein Risikofaktor für die Entstehung einer bipolaren Erkrankung zu betrachten. Betroffene Familien sollten das Problem mit ihrem Kinderarzt erörtern.

57 Können bereits Kinder erkranken?

Wir wissen heute noch nicht sicher genug, wie häufig Symptome einer bipolaren Erkrankung tatsächlich schon im Kindesalter auftreten. Wenn diese Krankheit bereits während der Kindheit zu psychischen Störungen führt, sind die Symptome recht uncharakteristisch und außerordentlich schwer zu unterscheiden von seelischen und Verhaltensstörungen, die andere Ursachen haben, etwa familiäre Spannungen oder Schulstress.

Die psychische Entwicklung von Kindern ist sehr von ihren Bindungen, Lebenserfahrungen und ihrem sozialen Umfeld abhängig, aber natürlich auch vom Reife- und Entwicklungsgrad des kindlichen Gehirns. Entwicklungsbedingt stellt sich die Symptomatik zahlreicher psychischer Erkrankungen im Kindesalter vollkommen anders dar als im Erwachsenenalter, so auch die bipolare Erkrankung. Daher denken Ärzte bei Kindern mit unruhigem Verhalten, ununterbrochenem Reden, Schlafstörungen, Unkonzentriertheit, leichter Ablenkbarkeit und aggressivem Verhalten zunächst an sehr viele andere Ursachen (z. B. Familie, Schule) und sind mit der Diagnose bipolare Erkrankung zurückhaltend.

58 Wozu wird ein Elektroenzephalogramm (EEG) abgeleitet?

Aus dem aufgezeichneten Stromkurvenverlauf kann der Arzt, die Ärztin Veränderungen der bioelektrischen Aktivität der Gehirnoberfläche erkennen; daraus lassen sich Rückschlüsse auf bestimmte Erkrankungen ziehen. Das EEG kann als ergänzende Untersuchung auch Hinweise auf die Verträglichkeit der verordneten Medikamente geben. Die Ableitung eines EEG dauert etwa 45 Minuten, die Untersuchung ist harmlos, findet in einem bequemen Untersuchungsstuhl statt und tut nicht weh.

59 Warum sind bildgebende Verfahren nötig?

Es gibt Gehirnerkrankungen (z. B. bestimmte Verletzungen und Tumorerkrankungen des Gehirns, aber auch Gehirnentzündungen), deren Symptomatik dem Beschwerdebild der bipolaren Erkrankung ähnelt. Um diese Erkrankungen sicher zu erkennen bzw. auszuschließen, muss eine bildgebende Diagnostik der Gehirnstrukturen durchgeführt werden.

Es gibt nicht nur eine Ursache!

60 Gibt es eine familiäre Häufung?

Ja, die Wahrscheinlichkeit, dass Verwandte ersten Grades eines Menschen mit Bipolar-I-Störung ebenfalls erkranken, ist etwa siebenmal größer als in der übrigen Bevölkerung.

Doch auch andere psychische Erkrankungen, wie unipolare Depression, Angst- und Suchterkrankungen, kommen in Familien bipolar erkrankter Menschen vermehrt vor. Generell ist das Risiko, in irgendeiner Form an einem Gemütsleiden zu erkranken, für diese blutsverwandten Angehörigen um das 15- bis 20-Fache erhöht.

61 Was ist über genetische Einflüsse bekannt?

Bei eineiigen, also genetisch identischen Zwillingen wurde festgestellt, dass, falls ein Zwilling bipolar erkrankt, in 60 Prozent der Fälle der zweite Zwilling ebenfalls von der Krankheit betroffen ist. Es findet sich somit trotz genetischer Identität keine hundertprozentige Übereinstimmung.

Daraus kann abgeleitet werden, dass Erbfaktoren eine wichtige Rolle bei der Krankheitsentstehung spielen, aber nicht allein verantwortlich sind. Unterschiedliche Faktoren aus unserer Umwelt (z. B. Stress; Konflikte in der Familie oder im Beruf; ein unregelmäßiger Schlaf-wach-Rhythmus durch Schichtarbeit; Alkohol- oder Drogenmissbrauch) haben ebenfalls ausschlaggebende Bedeutung.

62 Ist die bipolare Erkrankung eine klassische Erbkrankheit?

Nein! Nach dem heutigen Stand der Forschung spielen neben Umweltfaktoren wie Stress wahrscheinlich mehrere Gene bei der Krankheitsentstehung eine Rolle.

Es ist zum gegenwärtigen Zeitpunkt nicht möglich, für Kinder eines bipolar erkrankten Elternteils das Erkrankungsrisiko festzulegen.

63 Welche Bedeutung hat Stress?

Außer der genetischen Veranlagung scheint Stress der zweite wichtige Faktor für die Entstehung bipolarer Erkrankungen zu sein. Aus Erfahrungsberichten wissen wir, dass den Krankheitsepisoden häufig belastende Lebensereignisse und Situationen mit Stresscharakter vorangehen. Als Stressfaktoren können Schlafmangel, Schichtarbeit, beruflicher Ärger, Partnerschaftskonflikte, familiäre Sorgen oder ein bevorstehender Wohnungswechsel wirken.

Doch auch die kleinen alltäglichen Dinge, die uns »auf die Palme bringen« (z. B. eine offengelassene Zahncremetube), und überraschenderweise auch sonst positiv bewertete Ereignisse, wie eine Hochzeit oder beruflicher Erfolg, rufen Stresssymptome hervor, da sie von uns eine Anpassung an die jeweils neue Situation verlangen. Veränderungen, egal welcher Art, werden oft belastend erlebt und lösen Stress aus.

In der Behandlung sind psychotherapeutische Maßnahmen, die Betroffenen helfen, Stress besser zu verarbeiten, von großer Bedeutung (siehe Fragen 161 bis 170) – z. B. Konfliktmanagement, Entspannungstherapien, Kommunikationstraining, Aktivitätenplanung.

64 Ist jeglicher Stress schädlich?

Nein, entscheidend ist, wie wir mit Stress umgehen. Manche Menschen können ihn gut verkraften, ja brauchen sogar täglich ein gewisses Maß, um kreativ arbeiten zu können. Andere sind unter Stressbedingungen zu keiner effektiven Leistung fähig.

Welches Ausmaß an Stress wir bewältigen können, ist individuell sehr unterschiedlich. Wichtig ist unter anderem, inwieweit die betreffende Person über angemessene Verarbeitungsstrategien verfügt und welche Unterstützung sie in Stresssituationen erhält.

65 Treten die Episoden immer nur bei Stress auf?

Bis zu 75 Prozent der Betroffenen berichten rückblickend, dass sie unmittelbar vor der ersten Krankheitsepisode intensiv Stress erlebt haben. Spätere Krankheitsphasen können dann immer seltener mit Stress in Zusammenhang gebracht werden. Sie treten zunehmend spontan auf, also ohne erkennbaren Grund. Hierfür sind Veränderungen im Gehirn verantwortlich, die in ganz ähnlicher Form auch bei anderen Krankheiten (z. B. bei Epilepsie) beobachtet wurden.

66 Können Drogen bipolare Erkrankungen auslösen?

Drogen wirken intensiv auf Stoffwechselvorgänge im Gehirn und können deshalb die Krankheitsepisoden auslösen. So können z. B. amphetaminhaltige Drogen wie Speed oder Ice, Halluzinogene wie LSD und Ecstasy oder Kokain, aber auch Haschisch und Marihuana sowohl manische als auch depressive Episoden auslösen, die darüber hinaus oft noch von Wahnvorstellungen, Sinnestäuschungen und Ängsten begleitet sind.

Hände weg von Drogen!

Durch die Einnahme von Drogen verändert sich bei bipolar erkrankten Menschen das Beschwerdebild oft so, dass Ärzte große Schwierigkeiten haben, die richtige Diagnose zu stellen. Deshalb sollten Sie die Einnahme von Drogen gegenüber Ihrem Arzt, Ihrer Ärztin offen ansprechen! Bipolare Erkrankung plus Drogenkonsum – das ist eine zerstörerische Mischung, die Gesundheit und Lebensqualität schwer beeinträchtigt. Unsere Botschaft kann deshalb nur lauten: Hände weg von Drogen!

67 Wie viel Alkohol darf ich trinken?

Übermäßiger Alkoholkonsum ist niemals gesund. Für bipolar erkrankte Menschen ist er aus mehreren Gründen eine große Gefahr: Depressionen und Manien werden durch Alkohol ungünstig beeinflusst, chronischer Alkoholkonsum verschlimmert die sozialen Folgen der bipolaren Erkrankung, die Wirkungen anti-bipolarer Medikamente werden durch Alkohol abgeschwächt und die Nebenwirkungen erheblich verstärkt.

Keinen oder nur wenig Alkohol!

Bitte trinken Sie nie mehr als ein, zwei Gläser Bier oder Wein pro Tag. Meiden Sie unbedingt höherprozentige Getränke, wie Cognac, Whisky, Korn, Wodka.

68 Wie steht es mit dem Rauchen?

Rauchen gefährdet immer Ihre Gesundheit. Junge bipolar erkrankte Raucher sind auch im Hinblick auf andere Suchterkrankungen (Alkohol, Drogen) gefährdeter als Nichtraucher. Viele bipolar erkrankte Raucher verlieren während akuter depressiver oder manischer Phasen völlig die Kontrolle über ihren Zigarettenkonsum. Neben dem Rauchen tragen ungesunde Ernährung, Übergewicht und Bewegungsmangel dazu bei, dass viele bipolar erkrankte Menschen ein deutlich erhöhtes Risiko haben, an den Folgen eines Herzinfarkts oder Schlaganfalls zu sterben. Zudem hebt Rauchen zahlreiche Wirkeffekte der medikamentösen Therapien auf und hat damit einen äußerst negativen Einfluss auf den Verlauf und die Prognose der Erkrankung. Sie sollten – ggf. mithilfe eines Arztes – versuchen, von dieser gefährlichen Sucht loszukommen.

69 Welche Rolle spielt Schlafmangel?

Auch Schlafmangel kann manische oder hypomanische Krankheitsepisoden auslösen. Wissenschaftliche Untersuchungen haben gezeigt, dass bei Betroffenen, die weniger als vier Stunden pro Nacht schliefen, erneut manische Episoden auftraten. Eine genaue Erklärung für diesen Zusammenhang gibt es noch nicht, da die Verbindung sehr vielschichtig ist. Bei Personen mit weniger als vier Stunden Schlaf wurden jedoch Veränderungen von Stoffwechselvorgängen im Gehirn festgestellt.

70 Was ist mit der »inneren Uhr« los?

Viele unserer biologischen Prozesse und psychischen Funktionen wiederholen sich regelmäßig, indem sie sich z. B. periodischen Prozessen in der Natur anpassen, wie dem Tag-Nacht-Rhythmus oder den unterschiedlichen Jahreszeiten.

Bei der bipolaren Erkrankung ist dieser innere Rhythmus (die »innere Uhr«) eines Menschen aus dem Takt geraten. Beispielsweise ist sowohl während depressiver als auch manischer Episoden der Schlaf-wach-Rhythmus komplett gestört. So leiden depressive Patientinnen und Patienten oft unter Ein- und Durchschlafstörungen bzw. Schlaflosigkeit und werden tagsüber von ständiger Müdigkeit gequält. Manische Patienten dagegen haben gar kein Bedürfnis zu schlafen.

Gemütserkrankungen scheinen demnach oftmals mit Störungen biologischer Rhythmen verbunden zu sein. Doch wie muss man sich diesen Zusammenhang vorstellen?

Die von affektiven, insbesondere bipolaren Erkrankungen Betroffene sind offenbar anfällig für eine leichte Verstellbarkeit ihrer inneren Uhr: Die biologischen Rhythmen, denen unsere Körperfunktionen unterliegen, kommen leichter aus dem Gleichgewicht, sind störanfälliger, als dies normalerweise der Fall ist. Störungen des Biorhythmus ziehen nach dieser Theorie Beeinträchtigungen der Stimmung nach sich und führen schließlich zur Erkrankung.

Stress verändert den Biorhythmus

Ein Faktor, der unseren Biorhythmus besonders leicht aus dem Gleichgewicht zu bringen scheint, ist Stress. Unerheblich ist dabei, ob er durch Arbeitsüberlastung, Zeitdruck, Konflikte oder Probleme ausgelöst wird. Entscheidend ist, wie häufig wir Stress erleben und wie gut wir ihn verkraften können. Oft führt andauernder Stress sehr rasch zu Schlafstörungen, die dann binnen kurzer Zeit den gesamten Biorhythmus beeinträchtigen.

71 Was versteht man unter dem Vulnerabilitäts-Stress-Modell?

Dieses Modell gibt bipolar erkrankten Menschen Informationen über mögliche Ursachen, Auslöser und Faktoren sowie über deren Zusammenwirken (siehe Abb. »Vulnerabilitäts-Stress-Modell«). Es macht deutlich, dass viele dieser Faktoren sehr individuell sind. »Vulnerabilität« (lat.) übersetzt man am besten mit Verletzbarkeit oder Verletzlichkeit.

Nach dem Verletzlichkeits-Stress-Modell wird die bipolare Erkrankung nicht als solche vererbt, sondern eine Bereitschaft oder Empfindlichkeit bzw. Anfälligkeit dafür. Diese kann allerdings auch irgendwann im Laufe des Lebens erworben werden. Wenn dann zu dieser biologischen Verletzbarkeit (Störanfälligkeit des Gehirns) Stress hinzukommt, der nicht bewältigt werden kann, kommt es zum Ausbruch der Erkrankung oder zum Auftreten einer erneuten Krankheitsepisode.

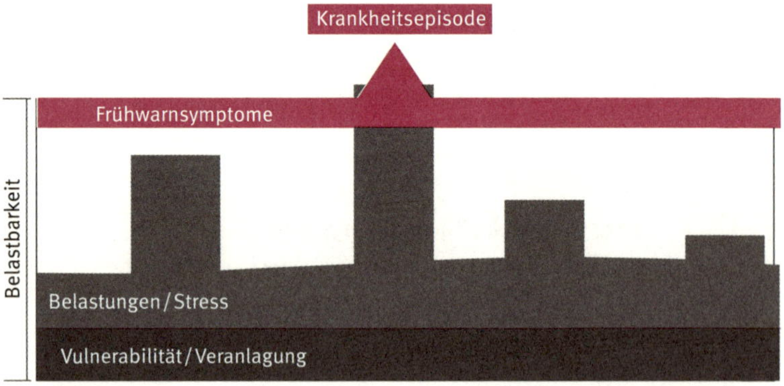

Vulnerabilitäts-Stress-Modell

72 Inwiefern hilft das Vulnerabilitäts-Stress-Modell?

Anhand dieses Modells verstehen Betroffene und ihre Angehörigen bzw. Vertrauenspersonen besser, wodurch bipolare Erkrankungen entstehen und was sie beeinflusst. Es schafft damit die Basis für eine wirksame Zusammenarbeit zwischen Patientin/Patient, Familie und Arzt.

Denn erst wenn wir über die Zusammenhänge Bescheid wissen, können wir selbst Einfluss auf das Krankheitsgeschehen nehmen: Nur wenn die Erkrankten ihre individuellen Faktoren kennen, die eine neue bipolare Episode begünstigen, können sie versuchen, diese Faktoren auszuschalten und ihr Leben entsprechend einzurichten, beispielsweise mit einer angemessenen Belastung, einer strukturierten Tagesplanung bzw. Konfliktvermeidungs- und -bewältigungsstrategien.

Wenn Sie aktiv Einfluss nehmen auf Ihre Erkrankung, stärkt das auf jeden Fall Ihre positiven Energien und reduziert Ihre Ohnmachtsgefühle.

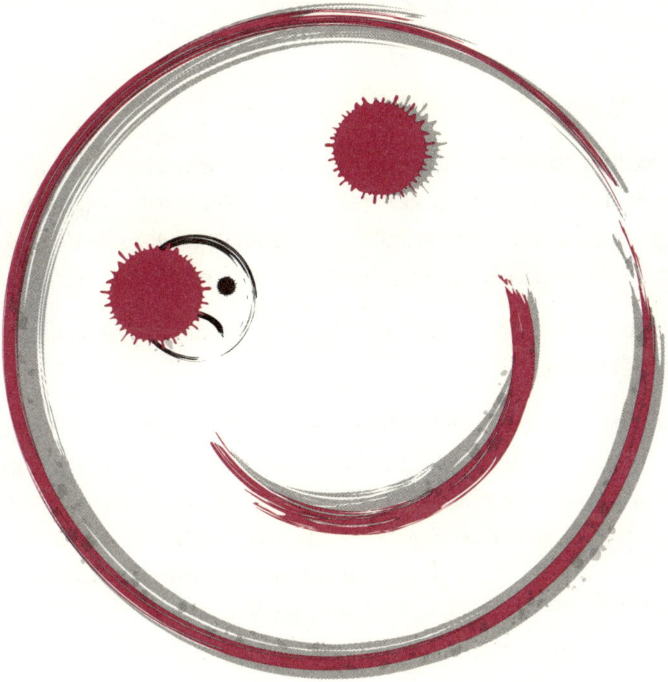

Welche Behandlungsmöglichkeiten gibt es?

Sie wollen eine individuell abgestimmte Therapie mit möglichst großer Wirkung und wenig Nebeneffekten. Informieren Sie sich darum über die Vielfalt an Medikamenten.

Die medikamentöse Therapie

73 Welche Ziele hat die Behandlung?

Die **akuten Krankheitsepisoden** gehen mit schweren Beeinträchtigungen der seelischen Gesundheit einher (Depression, Manien, manisch-depressive Mischzustände) und können lebensgefährlich sein, denn das Suizidrisiko ist, wenn keine Behandlung erfolgt, sehr hoch.

Deshalb müssen Menschen mit akuter Symptomatik unbedingt behandelt werden.

In den **beschwerdefreien Intervallen** steht im Vordergrund der Behandlung, neue Episoden zu vermeiden, denn mit jeder neu auftretenden Krankheitsepisode erhöht sich die Wahrscheinlichkeit, dass zukünftige Krankheitszustände nicht nur häufiger, sondern auch schwerer und in immer kürzeren Abständen auftreten. Die vorbeugende Behandlung reduziert zudem das Suizidrisiko und trägt zum Erhalt der seelischen Gesundheit bei.

Wird die bipolare Erkrankung nicht behandelt, kann sie chronisch werden.

74 Weshalb ist eine medikamentöse Therapie erforderlich?

Aus einer 1995 veröffentlichten wissenschaftlichen Untersuchung wissen wir: Personen, die eine depressive oder manische Krankheitsepisode durchgemacht haben, erkranken mit einer Wahrscheinlichkeit von 60 Prozent bereits innerhalb von nur zwei Jahren erneut an einer bipolaren Episode und mit einer Wahrscheinlichkeit von 73 Prozent innerhalb des dritten bzw. vierten Jahres.

81 bis 91 Prozent der Personen, die wegen einer Manie oder eines manisch-depressiven Mischzustandes behandelt wurden, erleiden, so

das Ergebnis einer weiteren amerikanischen Studie, innerhalb von fünf Jahren einen Rückfall.

Viele Patienten haben auch unabhängig von den akuten bipolaren Episoden, in den Zeiten dazwischen, behandlungsbedürftige Symptome.

Durch die medikamentöse Therapie werden Häufigkeit und Schwere der Rückfälle erheblich gemildert. Durch die Einnahme eines Stimmungsstabilisierers (z. B. Lithium) kann die Rückfallwahrscheinlichkeit innerhalb eines Zeitraumes von drei bis fünf Jahren von mehr als 80 auf etwa 30 Prozent reduziert werden!

Das Suizidrisiko senken

Die regelmäßige Einnahme stimmungsstabilisierender Medikamente ist überlebenswichtig: Viele Menschen, die Suizid begangen haben, erhielten keine oder keine regelmäßige medikamentöse Therapie. Durch eine langzeitige rückfallvorbeugende Behandlung mit einem Stimmungsstabilisierer (z. B. Lithium) kann das Suizidrisiko erheblich reduziert werden. Denken Sie daran: Suizidversuche lassen sich vermeiden und die Last quälender Suizidgedanken und -impulse wird gelindert.

75 Wie wird die Behandlung geplant?

Nach eingehenden Untersuchungen sollte der Arzt, die Ärztin Ihnen und gegebenenfalls Ihren Angehörigen die gesundheitliche Störung so erklären, dass Sie als medizinische Laien sich ein Bild machen können. Sie sollten darüber informiert werden, welche Konsequenzen die diagnostischen Ergebnisse kurz- und längerfristig für Sie haben. Und damit sind wir schon bei der Therapieplanung, die Sie gemeinsam erörtern sollten. In der Checkliste (S. 76) finden Sie alles, was dabei besprochen und geklärt werden sollte.

76 Welche Therapiephasen gibt es?

In der Behandlung werden drei Therapiephasen unterschieden:

1. Akutbehandlung
2. Erhaltungstherapie
3. Rückfallvorbeugung

1. Akutbehandlung: Der Therapiebeginn bei einem Patienten mit neu oder erneut aufgetretenen Symptomen einer bipolaren Erkrankung wird Akutbehandlung genannt. Ist die Symptomatik mittelschwer oder schwer ausgeprägt, erfolgt die Akutbehandlung am sichersten in einer Klinik; bei leichterer Symptomatik kann die Akutbehandlung auch ambulant durchgeführt werden. Ziel der Akutbehandlung ist es, mithilfe geeigneter Medikamente möglichst schnell und schonend die schlimmsten Symptome zu lindern.

Die ersten Genesungsschritte sollten in schonungsvoller Atmosphäre erfolgen (Ruhe, Reizabschirmung, keine Belastungen und Leistungsanforderungen). Psychologischer Beistand und fürsorgliche Unterstützung sind in dieser Phase äußerst wichtig.

Eins nach dem anderen

Für psychotherapeutische Maßnahmen, die die Seele belasten, ist zu Beginn dieser Behandlungsphase die Zeit noch nicht reif. Die Akutbehandlung endet, wenn sich die Symptomatik deutlich gebessert hat, die Therapie also wirkt.

2. Erhaltungstherapie (Rückfallschutz): Nachdem die medikamentöse Therapie gewirkt hat, wurde bereits mit psychotherapeutischen und anderen nicht medikamentösen Therapien begonnen. Jetzt geht es vor allem um Rückfallschutz: Ein Wiederaufflammen der Symptome muss verhindert werden. Die Medikamentendosis soll allmählich reduziert werden.

An den Wochenenden kann der Patient schon wieder nach Hause; dies ist zwar etwas anstrengend, stimmt den Erkrankten aber auch zuversichtlich. In der Klinik wird jetzt die Belastbarkeit nicht mehr nur erprobt, sondern auch gezielt trainiert: Ergo- und Kreativtherapie, psychotherapeutische Gruppen- und Einzelbehandlung, Sport- und Bewegungstherapie sowie Training sozialer Fähigkeiten und Fertigkeiten.

Mit der medikamentösen Erhaltungstherapie wird in der Klinik begonnen. Oft ist es sinnvoll, noch eine tagesklinische Behandlungsphase anzuschließen, in der die Belastung unter alltagsähnlicheren Bedingungen erprobt wird. Diese Form der Behandlung verkürzt die Zeit in der Klinik und optimiert die medikamentöse Erhaltungstherapie.

Stabilisierung als Ziel

Ziel dieser Therapiephase ist es, die Patientin, den Patienten über einen Zeitraum von sechs bis zwölf Monaten beschwerdefrei zu halten. Die seelische Gesundheit soll mit geeigneten Medikamenten, ggf. begleitet von psychotherapeutischen Maßnahmen, nachhaltig stabilisiert werden.

Jetzt wird damit begonnen, Rehabilitationsmaßnahmen konkret zu planen.

3. Rückfallvorbeugung (Rezidivprophylaxe): Die Ziele der Rückfallvorbeugung sind: erneute bipolare Episoden zu verhindern, eventuelle neue Episoden abzumildern, die Intervalle zwischen den akuten Episoden zu verlängern, das Risiko bleibender seelischer Beeinträchtigungen so gering wie möglich zu halten und vor allem die Selbstmordgefährdung weitestgehend auszuschalten.

Checkliste zum Therapieplan

Bei der Therapieplanung, die Ihr Arzt, Ihre Ärztin gemeinsam mit Ihnen vornehmen wird, sollten verschiedene Punkte geklärt werden:

- Gibt es Behandlungsmaßnahmen, die unverzüglich erfolgen müssen?
- Ist eine Behandlung im Krankenhaus oder in der Tagesklinik erforderlich, oder können die therapeutischen Maßnahmen ambulant durchgeführt werden?
- Falls eine Klinikbehandlung angezeigt ist: Wie lange wird diese voraussichtlich dauern?
- Welche Wirkungen und Nebenwirkungen haben die empfohlenen Medikamente?
- Falls mehrere Medikamente empfohlen werden: Gibt es zwischen den verschiedenen Arzneistoffen Wechselwirkungen, die beachtet werden müssen?
- Wie lange sollten Sie die Medikamente einnehmen?
- Welches Medikament müssen Sie nur vorübergehend einnehmen und welches ist für eine längerfristige Einnahme gedacht? Lassen Sie sich auch die Gründe für die verschiedenen therapeutischen Empfehlungen genau erklären.
- Welche medikamentösen und psychotherapeutischen Maßnahmen werden zur Rückfallverhütung empfohlen?
- Welche Verhaltensweisen können Sie verändern, um Ihre seelische Gesundheit zu stabilisieren?
- Es sollten auch frühzeitig alle Fragen der Rehabilitation nach der akuten Krankheitsphase angesprochen werden: Maßnahmen zur Genesung und zur Wiedereingliederung ins Berufsleben. Seelische Erkrankungen eines Angehörigen können die Familie schwer belasten und auch zu heftigen zwischenmenschlichen Konflikten führen. Dieses Klima begünstigt wiederum neuerliche Rückfälle. Deshalb kann eine Familienpsychotherapie wichtiger Bestandteil der Behandlung sein, um Rückfälle zu verhindern.

77 Welche Medikamente werden eingesetzt?

Bipolare Erkrankungen werden heute mit Medikamenten behandelt, die gegen extreme Emotionen und übermäßige Stimmungsschwankungen wirken. Man nennt sie deshalb kurz »Stimmungsstabilisierer«.

- Lithium ist das am längsten bekannte Medikament, ein in der Natur vorkommendes Salz, das seit ungefähr 50 Jahren in der Behandlung bipolarer Erkrankungen eingesetzt wird.
- Zur Gruppe der Stimmungsstabilisierer gehören außerdem Medikamente, die sich bereits in der Behandlung von Anfallsleiden (Epilepsien) bewährt haben. Hierzu zählen Wirkstoffe wie Valproinsäure, Carbamazepin oder Lamotrigin (siehe Fragen 78 und 79 sowie 80 bis 123). Schon vor über 25 Jahren wurde in der Behandlung von Patienten mit Epilepsien entdeckt, dass die Medikamente auch zur Stabilisierung der Stimmung beitragen, also auf mehrfache Weise wirken.
- Gegenwärtig ist das atypische Neuroleptikum Quetiapin dasjenige Medikament, dessen anti-bipolares Wirkungsspektrum am besten durch Studien belegt ist. Es wirkt antimanisch und gegen die bipolare Depression. Quetiapin ist seit Januar 2009 als erstes atypisches Neuroleptikum unter dem Handelsnamen Seroquel Prolong sowohl für die Akut- als auch die Erhaltungstherapie bei manischen und bei depressiven Phasen zugelassen (siehe auch Fragen 131 bis 139). Studien belegen jedoch auch die langfristige rückfallverhütende Wirkung von Quetiapin.
- Auch einige andere Vertreter aus der Gruppe der atypischen Neuroleptika wirken gut antimanisch. Dies gilt für Aripiprazol, Ziprasidon, Risperidon und auch für Olanzapin (siehe auch Fragen 126 bis 130). Diese Wirkstoffe haben gezeigt, dass sie nicht nur bei schweren Verläufen mit psychotischen Symptomen hilfreich sind, sondern für alle Schweregrade der Manie geeignet sind.

In der Akutbehandlung bipolarer Erkrankungen werden nicht selten mehrere dieser Medikamente kombiniert eingesetzt, um ein optimales Behandlungsergebnis zu erzielen.

- Zusätzlich sind während einer Akutbehandlung fast immer Medikamente notwendig, die den Schlaf-wach-Rhythmus stabilisieren und gegen Ein- und Durchschlafstörungen wirken (Hypnotika).
- Angst- und Unruhezustände sind oft ähnlich quälend wie körperliche Schmerzen, deshalb müssen diese Symptome behandelt werden. Medikamente aus der Gruppe der Benzodiazepine wirken hier am besten (siehe Frage 143).
- Auch im Rahmen einer bipolaren Depression kann die Einnahme eines Stimmungsstabilisierers in Kombination mit einem Arzneimittel, das speziell gegen die depressiven Beschwerden wirkt, sinnvoll und notwendig sein (siehe Fragen 140 bis 142 und 145).

Stimmungsstabilisierende Medikamente

Wirksubstanz	Beispiele für Handelsname	Dosierung
Lithium	Hypnorex retard Quilonum Quilonum retard Lithium Apogepha	400–800 mg 500–1000 mg 450–900 mg 300–900 mg
Valproinsäure	Ergenyl chrono Orfiril long	500–2000 mg 500–2000 mg
Carbamazepin	Tegretal Timonil Sirtal	600–1800 mg 600–1800 mg 400–1200 mg
Lamotrigin	Elmendos Lamictal	100–400 mg 100–400 mg

78 Was sind Stimmungsstabilisierer vom Typ A?

Dies sind Medikamente, die einer manischen Stimmungslage entgegenwirken; sie bekämpfen Euphorie und Erregung. »A« steht dabei für das englische Wort »above«, übersetzt »oben«, »über« oder »darüber«. Damit soll gesagt werden, dass Typ-A-Medikamente gegen die Gefühls- und Stimmungsveränderungen oberhalb der Normallinie wirken. Sie wirken anti-manisch, ohne eine Depression hervorzurufen oder zu begünstigen.

Zu dieser Gruppe zählen Valproinsäure, Carbamazepin, Lithium und einige der neuen »atypischen Neuroleptika«, wie Olanzapin, Aripiprazol und Quetiapin. Weitere Informationen dazu liefern die Antworten zu den Fragen 80 bis 139.

79 Was sind Stimmungsstabilisierer vom Typ B?

Darunter verstehen wir Arzneimittel, die gegen depressive Stimmungen wirken. »B« steht für »below«: »unter« bzw. »unterhalb«. Das soll heißen, dass diese Medikamente gegen die Stimmungsveränderungen unterhalb der Normallinie wirken. Die antidepressive Wirkung der Typ-B-Medikamente führt jedoch nicht dazu, dass die Symptomatik von der Depression in die Manie umschlägt (»switch«).

Stimmungsstabilisierer vom Typ B sind Lamotrigin, Lithium und Quetiapin.

Was Sie über Lithium wissen sollten

80 Was ist Lithium und seit wann wird es eingesetzt?

Lithium ist ein in der Natur weitverbreitetes metallisches Element; sein Name leitet sich von dem griechischen Wort »lithos« (Stein) ab. Medizinisch werden ausschließlich die Salze des Lithiums – Lithiumazetat, -carbonat, -sulfat und -aspartat – genutzt. Pharmakologisch wirksam ist das positiv geladene Lithiumion (Li^+). Daher ist es nach heutigem Kenntnisstand ausschließlich von der Verträglichkeit abhängig, welches Lithiumsalz eingenommen wird. In der Apotheke erhalten Sie Lithium als Hypnorex retard (Lithiumcarbonat), Quilonum bzw. Quilonum retard (Lithiumazetat), Lithium Apogepha (Lithiumcarbonat), Lithium Durilis (Lithiumsulfat) oder als Lithiumaspartat magensaftresistente Filmtablette (Lithiumaspartat).

Im 19. Jahrhundert setzten Ärzte Lithium zur Behandlung der Gicht ein. 1949 entdeckte der australische Psychiater John Cade seine antimanische Wirkung. In den 1960er-Jahren behandelten die dänischen Psychiater Baastrup und Schou manisch-depressive Patienten mit häufigen Rückfällen mit Lithium und beobachteten, dass sich die Rückfälle verringerten. Später wurden diese Beobachtungen durch zahlreiche wissenschaftliche Studien bestätigt.

81 Welche Wirkungen hat Lithium?

Lithium wirkt antimanisch, daher setzen wir Lithiumsalze heute zur Behandlung der leichten und mittelschweren Manie ein. Im Vergleich zu anderen antimanisch wirksamen Medikamenten tritt die therapeutische Wirkung von Lithium etwas verzögert ein. Deshalb empfehlen wir, zur Behandlung der schweren Manie Lithium nur in Kombination mit rasch wirksamen Medikamenten einzusetzen.

Der antidepressive Effekt von Lithium ist dagegen weniger eindeutig. Medikamente aus der Gruppe der Antidepressiva wirken schneller und intensiver depressionslösend als Lithium. Allerdings kann es zur Behandlung von Depressionen, die auf Antidepressiva allein nicht ansprechen, zusätzlich eingenommen werden.

Weniger Selbstmordversuche

Mehr als ein Drittel der bipolar erkrankten Menschen profitieren heute von einer rückfallvorbeugenden Behandlung mit Lithium (Lithium-Prophylaxe). Wissenschaftliche Untersuchungen zeigen, dass diejenigen, die Lithium einnehmen, weniger Selbstmordversuche unternehmen und seltener durch Suizid sterben als Patienten, die kein Lithium einnehmen.

82 Was kann ich von einer vorbeugenden Anwendung von Lithium erwarten?

Für Sie als bipolar erkrankter Mensch hat die Rückfallvorbeugung einen sehr hohen Stellenwert:

- Lithium wirkt bei 30 bis 40 Prozent der Betroffenen rückfallvorbeugend.
- Es kann dazu beitragen, die Abstände zwischen Ihren Krankheitsepisoden zu verlängern.
- Offensichtlich beugt Lithium manischen Episoden besser vor als depressiven Episoden.
- Es kann dazu beitragen, dass Sie Ihre Erkrankung besser unter Kontrolle bringen.

Eine vollständige und dauerhafte Heilung bewirkt Lithium jedoch nicht. Wenn Sie die Einnahme unterbrechen, treten mit hoher Wahrscheinlichkeit erneut bipolare Krankheitsepisoden auf.

Wenn Sie Lithium rückfallvorbeugend einnehmen, müssen Sie sich in sehr regelmäßigen Abständen bei Ihrem Psychiater, Ihrer Psychiaterin vorstellen. Dieser enge Kontakt ist von unschätzbarem Wert, denn Ihr Arzt, Ihre Ärztin erkennt frühzeitig jede kleine Veränderung Ihres seelischen Befindens und kann darauf eingehen. Dies ist auch in der Suizidvorbeugung von entscheidender Bedeutung.

83 Für wen kommt eine Lithium-Therapie infrage?

Viele Ärzte kennen die Wirkungen und Nebenwirkungen von Lithium gut und setzen das Medikament deshalb in der rückfallvorbeugenden Behandlung oft als Mittel der ersten Wahl ein. Wenn Lithium nicht ausreichend wirkt, werden Carbamazepin, Valproinsäure oder Quetiapin eingesetzt.

In jedem Fall sollten Sie als Patientin oder Patient über die Lithium-Behandlung verantwortlich mitentscheiden. Deshalb ist es unbedingt erforderlich, dass Sie über die Vor- und Nachteile dieser Prophylaxe umfassend aufgeklärt werden. Eingehend erörtert werden sollten vor allem die unerwünschten Wirkungen auf die Nieren- (siehe Frage 86) und die Schilddrüsenfunktion (siehe Frage 92). Eine Lithium-Behandlung gegen den Willen eines Patienten ist unmöglich und strikt abzulehnen.

84 Wann kommt Lithium eher nicht infrage?

Wissenschaftliche Befunde und ärztliche Erfahrung sprechen dafür, Lithium bei bipolar erkrankten Menschen mit sehr häufigen und sehr schweren Episoden (Rapid Cycling) nicht anzuwenden, da es in diesen Fällen nicht so gut wirkt. Insbesondere wenn in kurzen Abständen Episoden mit gemischten oder psychotischen Symptomen auftreten, ist es wahrscheinlich, dass Lithium nur unzureichend wirkt.

85 Wann ist von einer Einnahme von Lithium unbedingt abzuraten?

- Bei bekannten Unverträglichkeitsreaktionen und Nebenwirkungen sollten Sie Lithium nicht einnehmen.
- Anwendungsbeschränkungen bestehen auch bei Herzerkrankungen, Nierenfunktionsstörungen, Schilddrüsenerkrankungen und bei Störungen des Wasser- und Mineralstoffwechsels.
- Im höheren Lebensalter steigen die Risiken von Nebenwirkungen und auch die Vergiftungsgefahr erheblich an.
- In der Schwangerschaft sollte die Behandlung mit Lithium in Abstimmung mit ihrem Psychiater abgewogen und besonders sorgfältig überwacht werden.
- Wenn Sie das Gefühl haben, durch das Medikament an Konzentrationsstörungen, schlechterem Reaktionsvermögen oder Gedächtnisstörungen zu leiden, sollten Sie dies ärztlich untersuchen lassen.
- Wenn Sie Defizite im Bereich der Phantasie und Kreativität eindeutig auf die Einnahme von Lithium zurückführen können, sollten Sie gemeinsam mit Ihrem Arzt, Ihrer Ärztin das Für und Wider einer Lithium-Prophylaxe abwägen.
- Bei Durchfall oder Erbrechen sollten Sie in Abstimmung mit ihrem Arzt die Lithium-Dosis deutlich reduzieren oder eine Lithium-Pause einlegen, solange diese Symptome bestehen.

86 Schadet die Lithium-Behandlung den Nieren?

Lithium wird zu über 90 Prozent über die Nieren ausgeschieden und schädigt die Nierenfunktion. Nierenfunktionsstörungen nach Langzeit-Lithium-Therapie scheinen unabhängig von der verabreichten Dosis und in den Blutspiegeln aufzutreten. Die schädigende Wirkung auf die Funktion der Nieren hängt vor allem von der Dauer der Behandlung ab.

87 Ist Lithium für Diabetiker geeignet?

Nein. Diabetes mellitus (Zuckerkrankheit) schädigt erheblich die Nierenfunktion. Ich rate deshalb von einer Lithiumtherapie bei bestehendem Diabetes mellitus und auch bei sogenannter diabetogener Stoffwechsellage ab, um die Nierenfunktion nicht zusätzlich zu schädigen.

88 Wann sollte ich mit der Lithium-Prophylaxe beginnen?

Mit der **rückfallvorbeugenden** Behandlung können Sie während jeder bipolaren Krankheitsepisode oder auch im Intervall zwischen den Episoden beginnen. Zusatzbehandlungen

- mit anderen Stimmungsstabilisierern (Carbamazepin, Valproinsäure, Lamotrigin),
- mit atypischen Neuroleptika oder
- mit Antidepressiva

sprechen nicht gegen Lithium, denn in den meisten Fällen bestehen keine Verträglichkeitsprobleme.

Während **akuter bipolarer** Episoden sind Kombinationsbehandlungen (Lithium + anderer Stimmungsstabilisierer, Lithium + Antidepressivum, Lithium + atypisches Neuroleptikum oder Lithium + Benzodiazepin) die Regel.

89 Welche Untersuchungen sind im Rahmen einer Lithium-Einnahme erforderlich?

Vor der Behandlung: Vor Behandlungsbeginn ist eine eingehende Untersuchung vor allem der Herz-, Nieren- und Schilddrüsenfunktion erforderlich. Kontrolliert werden der Kreatinin-Wert (der Aufschluss über die Nierenfunktion gibt), das schilddrüsenstimulierende Hormon (TSH), Antikörper gegen Schilddrüsengewebe, das Blutbild und die Blutsenkungsgeschwindigkeit. Zur Untersuchung gehören ebenfalls die Messung des Blutdrucks, ein EEG und ein EKG, die Messung des Körpergewichtes und des Halsumfanges (wegen der Schilddrüse).

Während der Behandlung: Auch während der Behandlung sind regelmäßige Laborkontrollen (Kreatinin, TSH, T3, T4) erforderlich, vor allem die Bestimmung der Konzentration von Lithium im Blut (Lithium-Blutspiegelbestimmung)!

90 Wann wird der Lithium-Spiegel bestimmt?

Während der ersten sechs Behandlungswochen bestimmen wir den Lithium-Spiegel wöchentlich, um die richtige Dosis zu ermitteln. Danach können die Abstände vergrößert werden (zwei bis sechs Monate); bewährt hat sich eine quartalsweise Bestimmung.

Der Lithium-Spiegel wird in Blutproben bestimmt, die Blutentnahme erfolgt morgens, zwölf Stunden nach Einnahme der letzten Dosis.

91 Wie hoch sollte der Lithium-Spiegel sein?

- Die meisten Patientinnen und Patienten werden rückfallvorbeugend und in der Behandlung bipolarer Depressionen auf einen Lithium-Spiegel (auch Blutspiegel, Blutkonzentration) von 0,4 bis 0,6 mmol/l eingestellt, Wirksamkeit und Verträglichkeit sind dann am besten.
- Manche haben bei Blutspiegeln von 0,4 bis 0,6 mmol/l Nebenwirkungen und kommen mit niedrigeren Spiegeln auch gut aus. Für über 60-Jährige genügt ein Spiegel zwischen 0,3 und 0,4 mmol/l.
- Über die Wirksamkeit von Lithium-Blutkonzentrationen unter 0,3 mmol/l gibt es gegenwärtig noch keine wissenschaftlich gesicherten Untersuchungsbefunde.
- Während manischer und gemischter Episoden sollte der Lithium-Spiegel etwas höher liegen – etwa zwischen 0,8 und 1,0 mmol/l.
- Bei Konzentrationen über 1,2 mmol/l können ernste Nebenwirkungen auftreten, bei 1,5 mmol/l oder darüber ist die Vergiftungsgefahr groß.

92 Warum muss der Blutspiegel bei Lithium-Einnahme kontrolliert werden?

Lithium wirkt in Konzentrationen oberhalb von 1,2 bis 1,5 mmol/l giftig! Zeichen einer Überdosierung sind starkes Händezittern, Gleichgewichtsstörungen und Schwindelgefühl, Übelkeit, Erbrechen, Durchfall, eine verwaschene Sprache, Kreislaufstörungen, Verlangsamung und Benommenheit.

Lithium und Schilddrüse

Lithium kann die Produktion der Schilddrüsenhormone hemmen. Die Schilddrüse reagiert darauf mit einer Zunahme ihres Gewebes (Lithium-Struma). Deshalb wird Ihr Halsumfang regelmäßig gemessen. Das die Schilddrüse stimulierende Hormon (TSH) weist ebenfalls auf Funktionsstörungen hin. Lithium kann die Produktion von Antikörpern gegen Schilddrüsengewebe bewirken und dadurch eine Entzündung der Schilddrüse hervorrufen.

Lithium wird fast ausschließlich über die Nieren ausgeschieden; deshalb können Nierenerkrankungen bzw. Störungen der Nierenfunktion für Lithium-Patienten gefährlich werden. Ein Anstieg des Kreatinins im Blut kann eine gestörte Nierenfunktion anzeigen. Eine zu geringe Flüssigkeitszufuhr kann insbesondere bei älteren Menschen das Risiko einer Lithium-Vergiftung ebenfalls erhöhen. Daher müssen Sie regelmäßig trinken, unbedingt zwei Liter Flüssigkeit pro Tag!

Sehr selten gibt es während einer Behandlung mit Lithium Funktionsstörungen des Herzens. Zur Sicherheit wird mindestens einmal jährlich ein EKG abgeleitet.

93 Welche Nebenwirkungen treten bei Lithium häufig auf?

Lithium ist ein sehr wirksames Medikament, bei dem der Bereich zwischen gewünschter Wirkung und unerwünschter Nebenwirkung sehr gering sein kann; wir sprechen in diesem Fall von einem Medikament mit »geringer therapeutischer Breite«.

Durch eine regelmäßige Einnahme und ärztliche Kontrolle können Nebenwirkungen allerdings minimiert bzw. ganz vermieden werden. Die meisten Nebenwirkungen verschwinden nach der Therapieeinstellungsphase ohnehin wieder:

- Händezittern (Tremor)
- Wassereinlagerung im Gewebe (Ödeme)
- Übelkeit
- Magenschmerzen
- Erbrechen
- Durchfall
- vermehrter Harndrang (Polyurie)
- übermäßiger Durst und gesteigerte Flüssigkeitsaufnahmen (Polydipsie)
- Müdigkeit und Reaktionsverlangsamung
- Gewichtszunahme
- Abnahme des sexuellen Interesses (Libido)
- Potenzstörungen (erektile Dysfunktion)

lassen sich durch Dosisanpassung minimieren oder vermeiden. Auch der Schilddrüsenunterfunktion kann man wirksam begegnen.

Gedächtnis- und Nierenfunktionsstörungen können ein Grund sein, Lithium abzusetzen, ebenso anhaltende Hautveränderungen. Wenn Sie an Gewicht zunehmen, sollten Sie sich vermehrt körperlich betätigen. Gelingt Ihnen damit keine Gewichtskontrolle, muss erwogen werden, Lithium abzusetzen.

94 Welche Medikamente dürfen nicht in Kombination mit Lithium eingenommen werden?

Einige antientzündlich bzw. antirheumatisch wirkende Medikamente, bestimmte entwässernd wirksame Pharmaka, einige blutdrucksenkende Mittel und einige Antibiotika können die Lithium-Ausscheidung hemmen und das Auftreten einer lebensgefährlichen Lithium-Vergiftung begünstigen. Deshalb der dringliche Rat: Informieren Sie Ihren Psychiater vor einer Einstellung auf Lithium über alle Medikamente, die Sie gegenwärtig erhalten.

Trinken!

Trinken Sie regelmäßig und mindestens zwei Liter pro Tag (Wasser, Kräutertee, Säfte), um einen großen Flüssigkeitsverlust auszugleichen. Krankheiten können dazu führen, dass Menschen zu wenig trinken oder zu viel Flüssigkeit verlieren (fieberhafte Erkrankungen, Krankheiten mit Durchfall oder Erbrechen, Erkrankungen, die mit harntreibenden Medikamenten behandelt werden). Wenn Sie eine Diät machen, wenn Sie aufgrund fieberhafter Erkrankungen oder bei sommerlicher Hitze stark schwitzen, kann das ebenfalls zu gefährlichem Flüssigkeitsmangel führen.

Bei laufender Behandlung mit Lithium muss Ihr Psychiater unverzüglich von der Verordnung neuer Medikamente unterrichtet werden. Bitte erwähnen Sie bei allen Ärzten, die Ihnen ein Medikament verordnen, dass Sie Lithium einnehmen, und fragen Sie ausdrücklich nach der Verträglichkeit.

95 Woran erkenne ich eine Lithium-Vergiftung?

Nierenfunktionsstörungen, Störungen des Mineralstoffwechsels und Flüssigkeitsmangel sind die häufigsten Ursachen einer Lithium-Vergiftung (Lithium-Intoxikation).

Wenn Ihr Lithium-Spiegel bei unveränderter Dosis ansteigt, weist das darauf hin, dass Ihre Nieren das Lithium schlechter ausscheiden. Lassen Sie dann Ihre Nierenfunktion unbedingt untersuchen. Ein oder mehrere der nachfolgenden Symptome können ein Hinweis auf eine sich entwickelnde Lithium-Vergiftung sein.

Anzeichen einer Lithium-Vergiftung

- Müdigkeit/Benommenheit
- Verlangsamung der Reaktionen und Bewegungen
- Konzentrations- und Denkstörungen
- Muskelschwäche, -zuckungen und -zittern
- Schwindel, Gleichgewichtsstörungen und unsicheres Stehen bzw. Gehen
- starkes Zittern der Hände oder des Unterkiefers
- verwaschene Sprache
- Durchfall
- Kopfschmerzen

96 Was ist während der Behandlung mit Lithium besonders risikoreich?

Sie sollten alle Verhaltensweisen bzw. Situationen meiden, die zu Wassermangel oder Wasserverlust führen können (siehe Frage 95). Neben Schwangerschaften können Narkosen bzw. Operationen, Elektrokrampfbehandlungen, Bewusstlosigkeitszustände oder die Einnahme bestimmter Medikamente riskant sein.

Harntreibende Medikamente werden zur Behandlung hohen Blutdrucks oder von Wassereinlagerungen im Gewebe eingesetzt. Solche Medikamente dürfen Sie nur unter sorgfältiger ärztlicher Kontrolle einnehmen. Sie fördern die Ausscheidung von Wasser und Salz und erhöhen damit das Risiko einer Lithium-Vergiftung. Auch die Einnahme einiger antirheumatisch wirksamer Arzneimittel kann den Lithium-Blutspiegel erhöhen. Machen Sie Ihren Arzt, Ihre Ärztin vor Beginn einer solchen Therapie darauf aufmerksam, dass Sie Lithium einnehmen.

Lithium absetzen!
Während der Schwangerschaft und der Stillperiode dürfen Sie Lithium auf keinen Fall einnehmen. Vor Narkosen/Operationen bzw. vor Beginn einer Elektrokrampfbehandlung sollten Sie Lithium unbedingt absetzen.

Risikoreich während einer Lithium-Behandlung:

- Wassermangel/Wasserverlust durch
  - zu geringe Flüssigkeitsaufnahme
  - starkes Schwitzen, z. B. beim Sport
  - Erbrechen
  - Durchfall
  - fieberhafte Erkrankung
  - Diäten
  - Behandlung mit harntreibenden Medikamenten
  - Nierenerkrankungen
- längere Bewusstlosigkeit
- extreme depressive Hemmungszustände (Stupor)
- Narkosen/Operationen
- Elektrokrampfbehandlung
- Einnahme antirheumatischer Arzneimittel
- Schwangerschaft

Was Sie über Lamotrigin wissen sollten

97 Was ist Lamotrigin?

Das Antiepileptikum Lamotrigin ist in Deutschland seit 1993 zugelassen. Bei der Behandlung von Patientinnen und Patienten mit Epilepsien wurden Ärzte auf die antidepressive und stimmungsstabilisierende Wirkung dieses Medikaments aufmerksam. Zur Behandlung bipolarer Erkrankungen gibt es Lamotrigin unter anderem unter den Handelsnamen Elmendos und Lamictal oder als Generikum.

98 Wann wird Lamotrigin eingesetzt?

Rückfallvorbeugung: Lamotrigin ist zur Vorbeugung depressiver Episoden bei bipolar erkrankten Erwachsenen angezeigt. Es kann unabhängig von der Stimmungspolarität der akuten oder gerade abgeklungenen Episode eingesetzt werden. In der depressionsvorbeugenden Wirkung erwies sich Lamotrigin in bisherigen Studien dem Lithium überlegen.

Nach Abklingen einer depressiven Episode wurden Antidepressiva zur Vorbeugung bisher insbesondere dann eingesetzt, wenn Lithium oder Carbamazepin nicht vertragen wurden oder nicht bzw. nicht ausreichend wirkten, d. h., wenn eine erneute bipolare Depression nicht vermieden werden konnte. Antidepressiva können jedoch die Stimmungslage destabilisieren, indem sie manische Symptome oder sogar vollständig ausgeprägte Manien hervorrufen (»Switch« oder Umschlag in die Manie). Außerdem können sie eine raschere Aufeinanderfolge bipolarer Episoden (Zyklusverkürzung) bewirken. Im Unterschied dazu scheint Lamotrigin die Stimmungslage nicht zu destabilisieren und auch keine Zyklusverkürzung zu bewirken.

Akutbehandlung: Es gibt wissenschaftliche Ergebnisse, die die Wirksamkeit von Lamotrigin in der Akutbehandlung bipolar depressiver Episoden belegen. In der Akutbehandlung der Manie oder Hypomanie hat Lamotrigin jedoch keine überzeugenden Effekte.

Rapid Cycling: Die Rapid-Cycling-Form der bipolaren Erkrankung – die bei bis zu einem von vier Patienten vorliegen kann – ist schwerer behandelbar und geht oft mit einer ungünstigeren Langzeitprognose einher. Die Depression ist dabei die größte therapeutische Herausforderung, denn hier sprechen besonders viele dieser Patientinnen und Patienten nicht auf herkömmliche Therapien, z. B. mit Lithium oder Carbamazepin oder Antidepressiva, an.

Lamotrigin hat sich hier als wirksam erwiesen und kann deshalb in dieser Indikation empfohlen werden. In den bisher durchgeführten Studien sprachen Rapid-Cycling-Patienten mit einer Bipolar-II-Störung besser auf Lamotrigin an als diejenigen mit einer Bipolar-I-Störung. Viele Patienten unserer Rückfallprophylaxe-Ambulanz mit Bipolar-II-Störung schätzen Lamotrigin wegen seiner guten Wirkung bei geringen Nebenwirkungen.

99 Wie wird Lamotrigin dosiert?

Der empfohlene Dosisbereich liegt zwischen 100 und 400 mg pro Tag; Sie sollten Lamotrigin einmal täglich oder in zwei Einzeldosen nehmen. Zu Beginn der Behandlung darf nicht sofort die Zieldosis gegeben werden, d. h., eine schrittweise Erhöhung der Dosis über einen Zeitraum von sechs bis acht Wochen ist erforderlich. Durch diese allmähliche Erhöhung stellt sich der Körper auf das Medikament ein – das Risiko von Nebenwirkungen wird erheblich reduziert.

Anfangsdosis und Steigerung hängen davon ab, ob Lamotrigin allein (oder mit Lithium) oder mit Carbamazepin bzw. Valproinsäure zugleich verabreicht wird. Bitte halten Sie folgende Empfehlungen für den Aufbau der Zieldosis ein:

Einnahme Lamotrigin oder Lamotrigin + Lithium: Wenn Lamotrigin allein oder gleichzeitig mit Lithium gegeben wird:

- 1. und 2. Woche 25 mg
- 3. und 4. Woche 50 mg
- 5. Woche 100 mg
- 6. Woche 200 mg

Sie sollten es entweder einmal täglich oder in zwei Dosen morgens und abends einnehmen.

Einnahme Lamotrigin + Carbamazepin: Wenn Lamotrigin gleichzeitig mit Carbamazepin verabreicht wird, ist die Zieldosis höher, weil Carbamazepin den Abbau von Lamotrigin beschleunigt.

- 1. und 2. Woche 50 mg
- 3. und 4. Woche 100 mg
- 5. Woche 200 mg
- 6. Woche 300 mg
- 7. Woche 400 mg

Das Medikament wird morgens und abends eingenommen. Wenn Carbamazepin abgesetzt wird, wird die Lamotrigin-Zieldosis in der 1. Woche auf 300 mg abgesenkt, danach erfolgt die weitere Dosierung in Abhängigkeit von der klinischen Wirksamkeit.

Einnahme Lamotrigin + Valproinsäure: Wenn Lamotrigin gleichzeitig mit Valproinsäure gegeben wird, ist die Zieldosis niedriger, weil Valproinsäure den Abbau von Lamotrigin hemmt.

- 1. und 2. Woche: 25 mg jeden zweiten Tag
- 3. und 4. Woche: 25 mg täglich
- 5. Woche: 50 mg täglich
- 6. Woche: 100 mg täglich

Die Zieldosis für eine optimale Wirkung kann bis auf ein Maximum von 200 mg erhöht werden; dies ist abhängig davon, wie der Patient, die Patientin auf das Medikament anspricht. Es wird als Einzeldosis oder morgens und abends eingenommen. Wenn Valproinsäure abgesetzt wird, wird die Lamotrigin-Zieldosis von 100 mg auf 200 mg pro Tag in der ersten Woche erhöht und bleibt danach unverändert.

100 Welche Untersuchungen sind vor einer Lamotrigin-Einnahme nötig?

Untersuchungen vor Therapiebeginn: Vor der Therapie mit Lamotrigin sollten Sie ein sogenanntes »Routinelabor« durchführen lassen: Dazu gehören alle Laborwerte, die üblicherweise bei Gesundheitschecks kontrolliert werden, z. B. Blutbild, Leber- und Nierenwerte sowie Werte, die Auskunft über den Stoffwechsel geben.

Kontrolluntersuchungen während der Behandlung: Bei unauffälligen Ausgangsbefunden sollten diese Werte erstmals drei Monate nach Therapiebeginn kontrolliert werden, danach je nach allgemeinem Gesundheitszustand in halbjährlichem oder jährlichem Abstand.

Blutspiegelkontrollen: Die Lamotrigin-Dosis orientiert sich an der therapeutischen Wirkung und an der Verträglichkeit. Eine Blutspiegelkontrolle ist üblicherweise nicht erforderlich. Nehmen Sie Lamotrigin allerdings in Kombination mit Valproinsäure oder Carbamazepin, sollten Sie Ihren Blutspiegel kontrollieren lassen.

101 Welche Nebenwirkungen können bei Einnahme von Lamotrigin auftreten?

Kopfschmerzen, Übelkeit, Müdigkeit oder Schlafstörung, Durchfall, Infekte, Benommenheitsgefühl kommen vor, in seltenen Fällen auch allergische Hautreaktionen. Diese Nebenwirkungen treten, mit Ausnahme von Kopfschmerzen und Hautreaktionen, allerdings ähnlich häufig bei Patientenvergleichsgruppen auf, die mit Lithium oder einem Scheinmedikament (Plazebo) behandelt wurden.

In einer Studie hatte Lamotrigin keine Auswirkungen auf die Hormone, die als Wirkstoffe in der »Pille« enthalten sind. Dennoch sollten Sie, wenn Sie die Pille einnehmen, jede Veränderung der Monatsblutung Ihrem Arzt, Ihrer Ärztin mitteilen!

102 Nehme ich zu, wenn ich Lamotrigin einnehme?

Viele Medikamente, die zur Behandlung der bipolaren Erkrankung eingesetzt werden, führen zu einer Gewichtszunahme, z. B. Lithium, Valproinsäure oder Olanzapin. Lamotrigin dagegen führt nicht zu Appetitsteigerung und bewirkt keine Gewichtszunahme.

103 Wann darf Lamotrigin nicht eingesetzt werden?

Lamotrigin darf natürlich nicht eingesetzt werden, wenn bekannt ist, dass Sie diesen Arzneistoff nicht vertragen. Wenn Sie zu Arzneimittelallergien neigen, sollten Sie das Medikament mit besonderer Vorsicht anwenden.

104 Wie oft treten allergische Hautreaktionen auf Lamotrigin auf?

Die meisten allergischen Unverträglichkeitsreaktionen auf Medikamente zeigen sich an der Haut, oft ist die Hautveränderung sogar das einzige Zeichen der Allergie. Wenn auch andere Organe betroffen sind, ist die Arzneimittelallergie meistens schwerer. Die Hautreaktionen gehen in der Regel anderen Reaktionen im Körper voraus und sind deshalb ein Frühwarnzeichen.

Unverzüglich zum Arzt

Wenn Sie nach der Einnahme eines Medikamentes Hautveränderungen feststellen, sollten Sie unverzüglich Ihren Arzt, Ihre Ärztin konsultieren. Er/sie wird dann entscheiden, ob es genügt, die Dosis zu reduzieren oder ob Sie das Medikament absetzen müssen.

In früheren Studien zur Behandlung von Epilepsien mit Lamotrigin wurde bei 0,3 Prozent der Erwachsenen ein Hautausschlag beobachtet, der im Krankenhaus behandelt werden musste oder ein Absetzen des Medikamentes erforderlich machte. Bei solchen Prozentsätzen sprechen wir von seltenem Vorkommen. Die Studien zeigten, dass das Ausschlagrisiko bei hoher Anfangsdosis, rascher Dosissteigerung und gleichzeitiger Gabe von Valproinsäure erhöht ist. Im Lamotrigin-Entwicklungsprogramm zur Behandlung bipolarer Störungen traten bei über 2000 Patienten drei Fälle von schwerem Hautausschlag auf, der nach Absetzen von Lamotrigin verschwand.

Hautausschlag!
Obwohl er selten vorkommt, erwähnen wir den Hautausschlag hier besonders, weil er in seltenen Ausnahmefällen eine schwere Gesundheitsstörung darstellen kann (Stevens-Johnson-Syndrom). Wenn Sie bei der Behandlung mit Lamotrigin einen Hautausschlag entwickeln, sollten Sie sich sofort untersuchen lassen und das Medikament absetzen. Das gilt auch bei Fieber, schmerzhaften Lymphknotenschwellungen oder Gesichtsschwellungen (Wassereinlagerung = Ödeme). Sind Ihre Blut- und Leberwerte verändert, gelten dieselben Vorsichtsmaßnahmen (Absetzen!).

Stevens-Johnson-Syndrom

Eine extrem seltene, aber schwere allergische Reaktion der Haut ist das Stevens-Johnson-Syndrom: ein landkartenartiger Hautausschlag mit ausgeprägter Bläschenbildung. Die blasigen Veränderungen beginnen an den Schleimhäuten der Lippen, des Mundes, der Augen, der Scheide, der Harnröhre und des Enddarms und Afters. Sie entwickeln sich unter hohem Fieber und schmerzhafter Lymphknotenschwellung und greifen dann auf die gesamte Haut über.

105 Welche Wechselwirkungen sind bei Lamotrigin zu beachten?

- Zwischen Lamotrigin und Lithium gibt es keine Wechselwirkungen, beide Mittel können problemlos gleichzeitig verabreicht werden, ohne dass eine Dosisanpassung oder andere Vorsichtsmaßnahmen nötig sind.
- Carbamazepin aktiviert den Abbau von Lamotrigin; wenn gleichzeitig Carbamazepin verabreicht wird, muss Lamotrigin also etwas höher als üblich dosiert werden. Wird Carbamazepin abgesetzt, ist es wiederum wichtig, daran zu denken, die Lamotrigin-Dosis zu reduzieren (siehe Frage 99).
- Valproinsäure hemmt den Abbau von Lamotrigin, deshalb wird Lamotrigin bei gleichzeitiger Gabe von Valproinsäure niedriger als sonst üblich dosiert. Beim Absetzen von Valproinsäure muss die Lamotrigin-Dosis dann wiederum erhöht werden (siehe Frage 99).

Was Sie über Valproinsäure wissen sollten

106 Was ist Valproinsäure?

Diese Fettsäure findet sich in tierischen Fetten und in Pflanzenölen. Ende des 19. Jahrhunderts wurde Valproinsäure erstmals künstlich hergestellt und als organisches Lösungsmittel benutzt. Im Rahmen von Studien entdeckte man zufällig die antiepileptische Wirksamkeit der Valproinsäure.

Bereits in den 1960er-Jahren wurden ihre stimmungsstabilisierende und vor allem ihre antimanische Wirkung deutlich. In den 1980er-Jahren untersuchten deutsche und amerikanische Psychiater sehr gezielt die Wirkung dieses Arzneistoffes bei bipolaren Erkrankungen. Seit 1990 hat sich Valproinsäure in der Behandlung der Manie etabliert. Nachdem sich die Substanz jahrelang im Off-label-Gebrauch bewährt hatte, erhielt sie 2005 die Zulassung für die Therapie der akuten Manie und der Rückfallprophylaxe gegen bipolare Störungen.

107 Wie wird Valproinsäure in der Akuttherapie eingesetzt?

Wegen ihrer sehr guten antimanischen Wirkung setzen wir Valproinsäure zur Akutbehandlung der Hypomanie und Manie, aber auch bei manisch-depressiven Mischzuständen ein. Bei Rapid Cycling wirkt Valproinsäure ebenfalls gut.

Die Dosierung orientiert sich an Ihrem Körpergewicht; optimal sind 20 mg Valproinsäure pro Kilogramm. Wir legen in der Akuttherapie der schweren Manie und schwerer manisch-depressiver Mischzustände 20 mg Valproinsäure/kg Körpergewicht als Dosis zugrunde. Wenn Sie eine akute Manie haben, kann innerhalb von zwei Tagen schnell die Zieldosis aufgebaut werden (1500 bis 2000 mg pro Tag). Für eine gute antimanische Wirkung ist es wichtig, dass schnell ein Valproinsäure-Serumspiegel von mehr als 50 µg pro ml erreicht wird.

108 Wirkt Valproinsäure bei Mischzuständen?

Valproinsäure ist sehr gut zur Behandlung von schweren Manien und Mischzuständen mit psychotischen Merkmalen geeignet. Das Medikament wirkt intensiv gegen Euphorie, Dysphorie, Gefühlslabilität, Erregung und Aggressivität. Indem die Erregung und die Gefühlslabilität positiv beeinflusst werden, gehen auch die psychotischen Symptome zurück.

Die Wirkung der Valproinsäure setzt bereits wenige Stunden nach einer raschen Aufdosierung ein. Besonders intensiv antimanisch wirkt das Medikament, wenn es als Infusion intravenös verabreicht wird.

Eine Behandlung mit Valproinsäure oder mit Olanzapin gilt bei manisch depressiven Mischzuständen als Therapie der ersten Wahl. Falls ein Präparat allein nicht ausreicht, sollten die beiden kombiniert werden.

109 Hilft Valproinsäure in der Rückfallverhütung?

Wenn Sie keinen rückfallvorbeugenden Erfolg hatten mit

- Lithium, Lamotrigin oder Carbamazepin,
- einer Kombination von Lithium mit Carbamazepin oder
- einer Kombination von Lithium mit Lamotrigin

oder wenn Ihr Krankheitsverlauf durch besonders häufige Manien oder manisch-depressive Mischzustände gekennzeichnet ist, kann der Einsatz von Valproinsäure erfolgreicher sein.

- In der Stabilisierungsphase und zur Rückfallvorbeugung wird das Medikament niedriger dosiert als in der Akuttherapie.
- In der Regel sind 600–1000 mg pro Tag ausreichend.

110 Welche Untersuchungen sind vor der Therapie mit Valproinsäure erforderlich?

Vor Beginn einer Therapie mit Valproinsäure müssen Sie Erkrankungen Ihrer Leber und Bauchspeicheldrüse sowie Störungen des blutbildenden Systems und der Blutgerinnung ausschließen lassen. Deshalb werden vor und während der Behandlung Laborwerte kontrolliert, die darüber Aufschluss geben. Zudem sollten Sie vor der Therapie und während der Einstellungsphase ein EEG ableiten lassen, ebenso wenn bestimmte Nebenwirkungen (Kopfschmerzen, Schwindel, Verwirrtheit) auftreten.

111 Wann ist im Zusammenhang mit Valproinsäure die Bestimmung des Blutspiegels sinnvoll?

Da Valproinsäure im Körper relativ schnell abgebaut wird, schwankt der Blutspiegel erheblich. In der Einstellungsphase kann es sinnvoll sein, die Konzentration im Blutserum bestimmen zu lassen (Normbereich: 45 bis 125 µg / ml). Bisher wurde allerdings kein Zusammenhang zwischen Wirkung und Blutspiegel gefunden; deshalb hat die Kontrolle nur geringe Bedeutung.

Wenn der Verdacht auf eine Vergiftung oder auf unregelmäßige Einnahme besteht, wird Ihr Valproinsäurespiegel gemessen. Dafür wird Ihr Blut morgens entnommen, etwa 12 Stunden nach der letzten Einnahme des Medikaments.

112 Welche Nebenwirkungen von Valproinsäure sind bekannt?

Valproinsäure ist eine gut verträgliche Arznei, Überempfindlichkeitsreaktionen sind sehr selten. Das Medikament hat eine hohe therapeutische Breite, das heißt, der Bereich zwischen Dosierungen mit erwünschten Wirkungen und solchen mit giftigen Wirkungen ist sehr viel größer als bei Lithium. Das ist ein großer Vorteil von Valproinsäure; das Medikament ist sicherer.

Zu Beginn einer Behandlung können Sie vorübergehend unter Appetitlosigkeit, Übelkeit, Erbrechen, Händezittern sowie Appetitsteigerung und Gewichtszunahme leiden. Auch Haarausfall kann eine vorübergehende Nebenwirkung sein, die nach Anpassung der Dosis verschwindet.

Falls Ihre Leberwerte erhöht sind, lassen Sie sie bitte kontrollieren. Seltenere Nebenwirkungen sind zudem verringerte Blutplättchen oder weiße Blutkörperchen, Entzündungen der Bauchspeicheldrüse, Blutgerinnungs- und schwere Leberstörungen.

Bei jungen Frauen können sich Zysten an den Eierstöcken (Ovarien) bilden.

113 Wie erkenne ich eine Valproinsäure-Vergiftung?

Vergiftungen mit Valproinsäure kommen sehr selten vor. Sie können die Folge einer Überdosierung durch Einnahmefehler sein oder in suizidaler Absicht herbeigeführt worden sein. Übelkeit, Erbrechen und Durchfall sind überwiegend harmlose Nebenwirkungen, in seltenen Fällen aber auch Vorboten einer Vergiftung. Deutliche Zeichen einer Überdosierung bzw. Vergiftung sind Schläfrigkeit, Bewusstseinsstörung, Muskelzuckungen, starkes Zittern, Koordinationsstörungen, Schwindel, Gangstörungen und Schwierigkeiten beim Stehen.

Falls Sie unsicher sind, wie Sie Ihre Nebenwirkungen beurteilen sollen, suchen Sie unverzüglich Ihren Arzt, Ihre Ärztin auf.

Leberkoma

Eine extrem seltene, aber lebensgefährliche Nebenwirkung ist das Leberkoma, das vor allem bei epilepsiekranken Kindern bis zu drei Jahren und bei mehrfach behinderten Kindern und Jugendlichen beobachtet wurde. Das Leberkoma tritt vor allem bei Patienten auf, die zahlreiche Medikamente in Kombination einnehmen. Frühzeichen dieser schweren Leberschädigung sind Abgeschlagenheit, körperliche Inaktivität und Gleichgewichtsstörungen, vermehrtes Nasenbluten, Blutergüsse sowie Bauchschmerzen.

114 Wann sollte ich Valproinsäure nicht einnehmen?

- Bei bekannten schweren Nebenwirkungen und Unverträglichkeit sollten Sie das Medikament selbstverständlich nicht nehmen.
- Patientinnen und Patienten mit Erkrankungen der Leber und der Bauchspeicheldrüse sollten Valproinsäure nicht einnehmen!
- Bei Störungen der Blutgerinnung, bei Knochenmarkschädigungen und Nierenerkrankungen bestehen ebenfalls Anwendungsbeschränkungen.
- Wenn Sie schwanger sind oder stillen, dürfen Sie Valproinsäure nicht nehmen.
- Denken Sie daran: Wenn Sie das Medikament einnehmen, müssen Sie für eine sichere Empfängnisverhütung sorgen (siehe Fragen 171 bis 178).

Was Sie über Carbamazepin wissen sollten

115 Was ist Carbamazepin?

Der Arzneistoff Carbamazepin wird seit den 1960er-Jahren zur Behandlung von Patientinnen und Patienten mit Epilepsien eingesetzt. Vor allem in Deutschland und in Japan wurden Ärzte frühzeitig auf seine stimmungsstabilisierende Wirkung bei Epilepsiepatienten aufmerksam, und bald fand man heraus, dass sich das Medikament auch zur Behandlung bipolar erkrankter Menschen eignet.

116 In welchen Fällen wird Carbamazepin eingesetzt?

Rückfallverhütung: Wir setzen Carbamazepin vor allem in der rückfallverhütenden Behandlung (Rezidivprophylaxe) ein, insbesondere, wenn Lithium oder Lamotrigin nicht oder nicht ausreichend wirken oder aus einem medizinischen Grund nicht gegeben werden können. Carbamazepin kommt hier auch dann infrage, wenn im Verlauf der Erkrankung gehäuft dysphorische oder psychotische Manien, Depressionen mit psychotischen Merkmalen bzw. manisch-depressive Mischzustände aufgetreten sind. Die rückfallverhütende Wirkung tritt erst nach Wochen oder sogar erst nach Monaten ein.

Akute Manien: Carbamazepin kann auch bei akuten Manien eingesetzt werden, denn es wirkt ähnlich gut antimanisch wie Lithium. Dabei kann es jedoch zu Wechselwirkungen mit der Begleitmedikation kommen.

Zur Behandlung der bipolaren Depression wird Carbamazepin seltener eingesetzt. Bei manisch-depressiven Mischzuständen scheint es etwas besser als Lithium zu wirken. Auch bei bipolarem Rapid Cycling kann ein Versuch sinnvoll sein.

117 Wie wird Carbamazepin dosiert?

- In der Akuttherapie bipolarer Episoden werden 1500 bis 2000 mg pro Tag verabreicht. Die Aufdosierung erfolgt bei Manien und manisch-depressiven Mischzuständen wesentlich schneller als bei bipolaren Depressionen. Wenn es die Symptomatik erlaubt, sollte die Zieldosis jedoch schrittweise aufgebaut werden: Beginnend mit 200 mg wird die Dosis alle zwei Tage um weitere 200 mg erhöht. Da der Wirkstoff verzögert freigesetzt wird, können Sie die Tagesdosis auf eine morgendliche und eine abendliche Portion verteilen oder einmal abends einnehmen.
- Mit der rückfallvorbeugenden Behandlung können Sie jederzeit beginnen; die Dosis ist dann niedriger als in der Akuttherapie und liegt zwischen 600 und 1200 mg pro Tag. Die Feineinstellung richtet sich nach individuell auftretenden Wirkungen und Nebenwirkungen.

Blutspiegel: Es gibt keinen sicher nachgewiesenen Zusammenhang zwischen einem bestimmten Carbamazepin-Blutspiegel und der Wirksamkeit. Die Konzentration des Medikamentes im Blut sollte zwischen 6 und 12 µg pro ml liegen; die Blutentnahme erfolgt morgens, circa 12 Stunden nach der letzten Einnahme.

118 Welche Untersuchungen sind vor der Einnahme von Carbamazepin notwendig?

Ihr Blutbild und Ihre Leberwerte müssen bestimmt werden, wichtig sind auch ein EKG und ein EEG.

Nachdem Sie mit der Therapie begonnen haben, werden die Mineralstoffe in Ihrem Blut und Ihre Leberwerte sowie Ihr Blutbild kontrolliert:

- zwei Monate lang wöchentlich
- weitere drei Monate zweiwöchentlich
- danach alle zwei bis sechs Monate

Wenn Sie Herzprobleme haben, sind EKG-Kontrollen ratsam.

Offenes Gespräch

Erzählen Sie Ihrem Arzt, Ihrer Ärztin von all Ihren Gesundheitsproblemen und Medikamenten, die Sie einnehmen. Herzerkrankungen, Leberfunktionsstörungen, Bluterkrankungen, Allergien, Arzneimittelunverträglichkeiten, Zuckerkrankheit, grüner Star (Glaukom) und die Alkoholkrankheit können die Verträglichkeit von Carbamazepin herabsetzen.

119 Welche Nebenwirkungen gibt es bei Carbamazepin?

Die meisten Patientinnen und Patienten vertragen Carbamazepin gut.

- Harmlose und vorübergehende Nebenwirkungen treten meist während der Einstellungsphase auf. Die häufigsten Nebenwirkungen sind Müdigkeit, Zittern der Hände, allergische Hautveränderungen, leichte Erhöhung der Leberwerte, Mundtrockenheit, Sehstörungen, Schwindelgefühl und Übelkeit. Auch ein vermindertes sexuelles Interesse und Schwitzen sowie Verstopfung und Durchfall können vorkommen.
- Carbamazepin bewirkt oft eine Abnahme von Natrium im Blut, deshalb sollten Sie kochsalzarme Diät vermeiden. Es kann zudem den Kalziumspiegel im Blut senken. Blutbildveränderungen und erhöhte Leberwerte sind oft vorübergehende harmlose Erscheinungen, sollten allerdings kontrolliert werden.
- Veränderungen der Haut und der Schleimhäute, Fieber, Schüttelfrost und Blutergüsse sind schwere Nebenwirkungen, bei denen Sie das Medikament sofort absetzen müssen.
- Sehr selten treten lebensgefährliche Blutbildveränderungen auf, z. B. eine Agranulozytose, bei der es zum Verlust bestimmter weißer Blutzellen kommt.

120 Woran erkenne ich eine Überdosierung von Carbamazepin?

Übelkeit, Bauchschmerzen und Erbrechen sind oft harmlose und vorübergehende Nebenwirkungen, selten jedoch auch Frühwarnzeichen einer Überdosierung oder Vergiftung. Unsicheres Gehen, Zittern der Hände, Störungen der Koordination, Muskelzuckungen und Krämpfe, Sprachstörungen, Doppeltsehen und Augenzittern sowie Schwindel sind eindeutige Zeichen einer Überdosierung oder beginnenden Vergiftung.

Vergiftungszeichen!
Schläfrigkeit, Verwirrtheit oder Bewusstlosigkeit, unregelmäßige bzw. flache Atmung, schneller und unregelmäßiger Herzschlag, Abfall des Blutdrucks und epileptische Anfälle sind sehr ernste Vergiftungszeichen. In diesen Fällen müssen Sie unverzüglich im Krankenhaus behandelt werden. Dort wird der Carbamazepin-Spiegel bestimmt, um sicherzugehen, dass es sich tatsächlich um eine Überdosierung oder Vergiftung handelt.

121 Welche Wechselwirkungen gibt es bei Carbamazepin?

Carbamazepin beschleunigt den Abbau zahlreicher Arzneimittel in der Leber. Demzufolge ist die Konzentration dieser Medikamente im Blut zu gering und sie können nicht mehr richtig wirken. Dazu zählen Herzmittel, Antiasthmamittel, Kortison, Antibiotika, Antibabypille, Medikamente gegen Epilepsie sowie zahlreiche Medikamente, die bei psychischen Erkrankungen angewendet werden.

Wenn ein Medikament wie das Carbamazepin die Wirksamkeit anderer Arzneimittel beeinträchtigt, kann das für Sie von Nachteil, manchmal sogar gefährlich sein. In jedem Fall müssen Therapien in solchen Fällen besonders sorgfältig kontrolliert werden.

122 Wann sollte ich Carbamazepin nicht einnehmen?

Sie sollten Carbamazepin nicht einnehmen,

- wenn Sie eine Überempfindlichkeit haben, d. h., wenn das Medikament bei einer früheren Behandlung eine allergische Reaktion bewirkt hat,
- bei einer schweren Lebererkrankung und bestimmten Herzerkrankungen (sogenannte Reizleitungsstörungen) sowie Bluterkrankungen,
- wenn bei Ihnen bereits einmal allergische Arzneimittelreaktionen (Hautausschläge, Veränderungen des Blutbildes, insbesondere Reduzierung der weißen Blutkörperchen) aufgetreten sind.

123 Welche anderen Medikamente werden eingesetzt?

Stimmungsstabilisierer sind in der Akuttherapie und in der rückfallvorbeugenden Behandlung der bipolaren Erkrankung die Medikamente der ersten Wahl. Aber unter bestimmten Umständen kann es erforderlich sein, dass vorübergehend und manchmal auch längerfristig zusätzlich oder alternativ noch andere Arzneimittel eingenommen werden. Die Medikamentenwahl hängt z. B. von der Schwere der bipolaren Erkrankung, von eventuellen psychiatrischen oder anderen medizinischen Begleiterkrankungen und der Verträglichkeit der Stimmungsstabilisierer ab. Am häufigsten ist eine Zusatzmedikation in der Akutbehandlung bipolarer Krankheitsepisoden nötig (siehe auch Frage 76 und 151 bis 156), wenn der Stimmungsstabilisierer nicht schnell oder stark genug wirkt. Falls ein Stimmungsstabilisierer für die Rückfallverhütung nicht ausreicht, können zusätzliche oder alternative Medikamente erforderlich sein. Am häufigsten werden Neuroleptika (Antipsychotika), Antidepressiva und Benzodiazepine als Zusatzmedikation angewendet. Unter bestimmten Umständen können aber auch Schilddrüsenhormone, Kalzium-Kanal-Blocker oder Omega-3-Fettsäuren sinnvoll sein.

Was Sie über Neuroleptika wissen sollten

124 Was sind Neuroleptika (Antipsychotika)?

Antipsychotisch wirksame Medikamente werden zur Behandlung von Wahnsymptomen, Sinnestäuschungen (Halluzinationen), bestimmten schweren Störungen des Denkens und des Erlebens (siehe Fragen 21 und 22) eingesetzt. Bei dem Krankheitsbild Schizophrenie sind Antipsychotika die Medikamente der ersten Wahl. Sie werden aber auch erfolgreich bei einer Vielzahl anderer psychischer Erkrankungen – vor allem bei psychischen Störungen mit psychotischen Symptomen, z. B. bei schweren manischen und depressiven Episoden mit psychotischen Symptomen und bei schweren gemischten manisch-depressiven Episoden – eingesetzt. Aufgrund ihres Wirkungs- und Nebenwirkungsspektrums werden typische und atypische Antipsychotika voneinander unterschieden (siehe Fragen 125 und 126).

Bei der Behandlung der bipolaren Erkrankung spielen die atypischen Neuroleptika eine zunehmend wichtigere Rolle (siehe Frage 126 bis 139). Einige werden heute nicht nur als Begleitmedikament eingesetzt, sondern können auch monotherapeutisch als Stimmungsstabilisierer und zur Akut- sowie zur Langzeitbehandlung verwendet werden.

125 Was sollte man über typische Neuroleptika wissen?

Um 1950 entdeckten Wissenschaftler die antimanische und antipsychotische Wirkung bestimmter Medikamente, die später als Neuroleptika bezeichnet wurden. Die Entdeckung dieser Wirkung war geradezu eine Revolution. Endlich konnte man Krankheiten behandeln, für die es bis dahin keine wirksame medikamentöse Therapie gegeben hatte. Es zeigte sich aber auch, dass die Anwendung der Neuroleptika mit sehr unangenehmen Nebenwirkungen verbunden sein kann.

Vor allem die in der Übersicht zuerst genannten motorischen Nebenwirkungen sind für Patienten sehr belastend. Bei bipolaren Patienten können diese typischen Neuroleptika auch depressionsauslösend oder depressionsverstärkend wirken. Sie können zu einer Gefühlsabstumpfung führen, Kreativität und Phantasie beeinträchtigen, das Denken verlangsamen und sexuelle Störungen verursachen.

Häufige Nebenwirkungen von Neuroleptika

Extrapyramidal-motorische Nebenwirkungen (Beeinträchtigungen von Bewegungsabläufen):

- Muskelkrämpfe, v. a. der Augen, des Gesichtes, der Zunge, des Halses, der Arme u. Beine
- Muskelzuckungen – Gesicht, Bereich der Schultern, Arme und Hände
- quälender Bewegungsdrang oder Verlangsamung aller Bewegungsabläufe
- Sitzunruhe, ständiges Bedürfnis, die Beine zu bewegen, oder Wackeln mit den Füßen
- Muskelsteifigkeit
- Zittern der Hände
- Gangstörung: Kleinschrittigkeit, fehlende Mitbewegung der Arme beim Gehen, gebeugte Haltung

Sonstige Nebenwirkungen:

- Gefühlsabstumpfung
- Depressivität
- Verlangsamung des Denkens
- Mundtrockenheit
- Müdigkeit
- verminderte Konzentrationsfähigkeit
- Sehstörungen
- Verstopfung
- Gewichtszunahme
- Hautempfindlichkeit gegen Sonnenlicht
- Abnahme des sexuellen Interesses
- Kreislaufstörungen mit niedrigem Blutdruck und beschleunigtem Herzschlag

Alle Neuroleptika, bei denen die antipsychotische Wirksamkeit mit motorischen Nebenwirkungen verknüpft ist, werden als typische Neuroleptika bezeichnet. Typisch deshalb, weil in den 1970er-Jahren eine atypische Ausnahme entdeckt wurde (siehe Frage 126).

Typische Neuroleptika werden heute in der Behandlung der bipolaren Erkrankung nur noch eingesetzt, wenn Atypika allein, in Kombination mit einem Stimmungsstabilisierer oder einem Benzodiazepin, nicht wirken.

Auswahl typischer Neuroleptika

Handelsname	Wirksubstanz	Dosierung
Ciatyl Z	Zuclopenthixol	ambulant: 2–25 mg stationär: bis 70 mg Depot-Spritze: 200–400 mg/14-täglich
Dapotum	Fluphenazin	ambulant: 5–15 mg stationär: bis 30 mg Depot-Spritze: 12.5–100 mg/alle 2–3 Wochen
Dipiperon	Pipamperon	ambulant: 60–120 mg stationär: bis 360 mg
Fluanxol	Flupentixol	ambulant: 5–10 mg stationär: bis 25 mg Depot-Spritze: 20–60 mg/alle 2–3 Wochen
Glianimon	Benperidol	ambulant: 4–10 mg stationär: bis 20 mg
Haldol-Janssen	Haloperidol	ambulant: 5–15 mg stationär: bis 20 mg Depot-Spritze: 50–300 mg/alle 3–4 Wochen
Imap	Fluspirilen	ambulant: 4–8 mg/pro Woche stationär: bis 12 mg/pro Woche
Neurocil	Levomepromazin	ambulant: 25–100 mg stationär: bis 400 mg
Orap	Pimozid	ambulant: 2–8 mg stationär: bis 12 mg
Truxal	Chlorprothixen	ambulant: 50–150 mg stationär: bis 400 mg

126 Was sind atypische Neuroleptika?

Um 1970 wurde der antipsychotisch wirksame Arzneistoff Clozapin eingeführt, der nicht die motorischen Nebenwirkungen der typischen Neuroleptika (siehe Frage 125) hat. Insofern war dieses neue Neuroleptikum atypisch. Alle seither entwickelten Neuroleptika mit einem ähnlich günstigen Wirkungs- und Nebenwirkungsprofil wurden wegen der fehlenden unangenehmen motorischen Begleiterscheinungen als atypische Neuroleptika (»Atypika«) bezeichnet.

Atypische Neuroleptika

Handelsname	Wirksubstanz	Tagesdosierung
Leponex	Clozapin	50–800 mg
Zyprexa	Olanzapin	5–20 mg
Seroquel	Quetiapin	25–800 mg
Risperdal	Risperidon	0,5–6 mg
Abilify	Aripiprazol	2,5–20 mg
Zeldox	Ziprasidon	40–160 mg 2-mal täglich i. m.: 20 mg bis zu 4-mal täglich
Nipolept	Zotepin	75–450 mg

Atypische Neuroleptika – Wirkungen und Nebenwirkungen

Medikament (Handelsname)	Wirkungen	Nebenwirkungen	Grund zum Absetzen
Clozapin (Leponex)	• antipsychotisch • antimanisch wirkt bei Rapid Cycling sedierend	• Müdigkeit • Verminderung der weißen Blutkörperchen • Anstieg der Leberwerte • vermehrte Speichelbildung • Übelkeit, Erbrechen • Verstopfung • Krampfanfälle • Verwirrtheit • Hautveränderungen • beschleunigter Herzschlag • Fieber • Blutdrucksenkung • EKG-Veränderungen • Gewichtszunahme Verminderung der Blutplättchen	• Fieber • Verminderung der weißen Blutkörperchen • Verwirrtheit • Krampfanfälle • EKG-Veränderungen • Verminderung der Blutplättchen
Zotepin (Nipolept)	• antipsychotisch • sedierend • antimanisch	• Verstopfung • Mundtrockenheit • Müdigkeit • Gewichtszunahme • Blutdruckschwankungen • beschleunigter Herzschlag • Erhöhung der Leberwerte • Krampfanfälle	

Medikament (Handelsname)	Wirkungen	Nebenwirkungen	Grund zum Absetzen
Risperidon (Risperdal)	• antipsychotisch • antimanisch	• motorische Störungen • Unruhe • Konzentrationsstörungen • Blutdrucksenkung • Ängstlichkeit • Gedächtnisstörungen • Sehstörungen	• motorische Störungen
Olanzapin (Zyprexa)	• antipsychotisch • antimanisch • wirkt bei Rapid Cycling stimmungsstabilisierend	• Gewichtszunahme • motorische Nebenwirkungen • Mundtrockenheit • Müdigkeit • Kopfschmerzen • Verstopfung • Übelkeit	• starke Gewichtszunahme
Quetiapin (Seroquel)	• antipsychotisch • antimanisch • antidepressiv • wirkt bei Rapid Cycling stimmungsstabilisierend • angstlösend • verbessert Schlafqualität	• Kopfschmerzen • Sedierung • Schwindel • Verstopfung • Blutdruckschwankungen • Gewichtzunahme	
Ziprasidon (Zeldox)	• antipsychotisch • antimanisch • angstlösend	• Müdigkeit • Übelkeit • Verstopfung • Unruhe	
Aripiprazol (Abilify)	• antipsychotisch • antimanisch • antidepressiv	• Schlafstörungen • Unruhe (Beine) • Zittern der Hände • Verschwommensehen • Benommenheit • Übelkeit, Erbrechen • Verstopfung • Erschöpfungsgefühl • motorische Störungen • Herzschlagbeschleunigung	• motorische Störungen • starke Unruhe

127 Wann ist die Einnahme atypischer Neuroleptika sinnvoll?

Bei der bipolaren Erkrankung kann es verschiedene Gründe geben, die für einen therapeutischen Einsatz von atypischen Antipsychotika sprechen:

- Einige der neuen Atypika haben in den vergangenen Jahren in Studien und auch in der praktischen Erfahrung bewiesen, dass sie sinnvoll in einer Monotherapie oder auch in Kombination mit anderen Präparaten als Stimmungsstabilisierer eingesetzt werden können. Damit hat sich die Palette der möglichen Stimmungsstabilisierer erweitert. Genau wie Lithium, Valproinsäure, Carbamazepin und Lamotrigin haben die verschiedenen Atypika jeweils Stärken und Schwächen (siehe vorangehende Tabelle und Fragen 129 bis 139). Nur im Gespräch mit Ihrem Arzt lässt sich bestimmen, welches Präparat für Ihre individuelle Situation am besten geeignet ist.
- In der Behandlung von akuten Manien lag und liegt ein wichtiges Einsatzgebiet der atypischen Neuroleptika. Dabei werden sie sowohl als alleiniges Präparat als auch in Kombination mit weiteren Medikamenten eingesetzt.
- Bei manisch-depressiven Mischzuständen gilt Quetiapin neben Valproinsäure als Mittel erster Wahl, weil Quetiapin bei bipolaren Patienten antimanisch und antidepressiv wirkt.
- Ein weiteres Einsatzgebiet sind schwere bipolare Krankheitsepisoden mit psychotischen Symptomen (siehe Fragen 22 und 23).
- Quetiapin hat als eines der neueren atypischen Antipsychotika neben antimanischen auch sehr gute antidepressive Wirkeigenschaften, außerdem wirkt die Substanz angst- und spannungslösend und sie fördert zudem den Schlaf.

128 Welche Atypika sind für die Behandlung der akuten Manie zugelassen?

Folgende atypische Neuroleptika haben ihre Wirksamkeit bei einer akuten Manie in klinischen Studien belegt und sind in Deutschland für diese Indikation zugelassen:

- Aripiprazol (Abilify, siehe Frage 129)
- Quetiapin und Quetiapin in Retardform (Seroquel und Seroquel Prolong, siehe Fragen 131 bis 139)
- Ziprasidon (Zeldox; führt nicht zu einer Gewichtszunahme)
- Risperidon (Risperdal; es können motorische Störungen auftreten, die von der Dosis abhängig sind)
- Olanzapin (Zyprexa; siehe Frage 130)

129 Wann kann Aripiprazol sinnvoll sein?

Aripiprazol (Handelsname Abilify) ist seit 2008 ebenfalls nicht nur für die Akutbehandlung manischer Phasen zugelassen, sondern auch für die Rückfallvorbeugung bei Patienten, die während der Akutbehandlung gut darauf angesprochen haben. Im Vergleich zu anderen Atypika hat es nur einen geringen sedierenden Effekt, macht also kaum müde, was sich allerdings bei manischen Zuständen mit starker Agitiertheit oder Schlaflosigkeit eher negativ auswirken kann. Für die meisten Anwender positiv ist sicherlich das geringe Risiko, an Körpergewicht zuzulegen.

130 Wann wird Olanzapin eingesetzt?

Olanzapin wurde in zahlreichen Studien untersucht. Es erhielt als erstes Atypikum in Deutschland die Zulassung für die Phasenprophylaxe der bipolaren Störung. Mittlerweile sind Aripiprazol und Quetiapin in Retardform gefolgt (siehe Frage 129 und 131 bis 139). Die Wirksamkeit bei der Behandlung akuter Manien und bei der Rückfallvorbeugung gegen weitere Krankheitsphasen ist wissenschaftlich belegt. In Vergleichsstudien hat sich Olanzapin ähnlich wirksam wie Valproinsäure oder Lithium gezeigt. Bei der Rückfallvorbeugung gegen gemischte Episoden ist Olanzapin besser wirksam als Lithium. Bei der akuten Behandlung manisch depressiver Mischzustände ist Olanzapin oder Valproinsäure Mittel der ersten Wahl. Zweite Wahl ist eine Kombinationstherapie beider Substanzen.

Bei der Behandlung mit Olanzapin sind keine Blutspiegelbestimmungen nötig. Neben normalen Tabletten stehen auch Schmelztabletten zur Verfügung, die schnell durch die Mundschleimhaut aufgenommen werden (Zyprexa VeloTab), und auch Depotformen, die intramuskulär gespritzt werden.

Die möglichen Nebenwirkungen sind in der Tabelle auf S. 113 genannt. Eine sehr störende und häufige Nebenwirkung ist eine Gewichtszunahme – da der Wirkstoff den Appetit anregt –, die auch zum Therapieabbruch führen kann.

Was Sie über Quetiapin wissen sollten

131 Was ist Quetiapin?

Quetiapin ist ein Wirkstoff, der zu den soeben beschriebenen atypischen Neuroleptika gehört. Das Medikament normalisiert die gestörte Informationsübertragung im Gehirn, indem es das Gleichgewicht der für die Informationsübertragung erforderlichen Botenstoffe wiederherstellt. Quetiapin bindet an verschiedenen Rezeptoren im Gehirn und kann dadurch die Wirkung von bestimmten Botenstoffen, die in zu hoher Konzentration vorliegen, abschwächen und die Freisetzung von anderen Botenstoffen, die in zu geringer Konzentration verfügbar sind, stimulieren.

132 Wirkt Quetiapin stimmungsstabilisierend?

Quetiapin wirkt gegen alle Symptome der bipolaren Erkrankung. Das Medikament wirkt antimanisch und auch antidepressiv. Es wirkt in den akuten Krankheitsphasen und auch in der postakuten Stabilisierungsphase nach manischen und depressiven Krankheitsepisoden. Erste Studienergebnisse sprechen dafür, dass Quetiapin eine rückfallverhütende Wirkung bei bipolarer Erkrankung hat.

Gegenwärtig ist Quetiapin zur Behandlung von Hypomanien und Manien sowie bipolaren Depressionen zugelassen.

133 Wie erklärt man sich die antidepressive Wirkung von Quetiapin?

Bei der Verstoffwechselung von Quetiapin im Körper wird eine Substanz, das sogenannte Norquetiapin, gebildet. Norquetiapin hat eine Wirkung wie bestimmte Antidepressiva, die zu einer Erhöhung des Botenstoffs Noradrenalin führen, das bei Patienten mit Depressionen in zu niedriger Konzentration im Gehirn vorliegt. Die Erhöhung des Botenstoffs Noradrenalin führt zu einer Verbesserung der depressiven Stimmung.

134 Wann wird Quetiapin eingesetzt?

Quetiapin wird bei Erkrankungen eingesetzt, die Beschwerden wie die folgenden hervorrufen können:

- Möglicherweise können Sie Dinge sehen, hören oder fühlen, die nicht da sind, Dinge glauben, die einer Realitätsprüfung nicht standhalten, oder Sie können sich ungewöhnlich argwöhnisch, ängstlich, verwirrt, angespannt oder niedergeschlagen fühlen.
- Möglicherweise können Sie sich sehr aufregen, sich in Hochstimmung befinden, schneller denken, aufgewühlt, enthusiastisch oder überaktiv sein, sich aufbrausend oder impulsiv verhalten.

Ihre Stimmung ist depressiv und traurig. Sie haben Minderwertigkeitskomplexe und Schuldgefühle und es kann vorkommen, dass Sie ohne Elan, Kraft und Appetit sind sowie ein vermindertes oder vermehrtes Schlafbedürfnis haben.

Doppelt hält besser

Der Vorteil von Quetiapin ist, dass es die Zulassung für beide Phasen der bipolaren Erkrankung hat – für die manische und für die depressive bipolare Episode.

135 Wie wird Quetiapin dosiert?

Nehmen Sie Quetiapin immer genau nach der Anweisung des Arztes. Bitte fragen Sie bei Ihrem Arzt oder Apotheker nach, wenn Sie sich nicht ganz sicher sind. Ihr Arzt wird über Ihre Anfangsdosis entscheiden und darüber, wie viele Tabletten Seroquel Prolong Sie täglich einnehmen sollen. Die Dosis ist von Ihrer Erkrankung und Ihrem Bedarf abhängig. Sie liegt üblicherweise bei bipolaren Depressionen zwischen 25 und 300 mg/Tag und bei Manien zwischen 300 und 800 mg/Tag.

Ihr Arzt kann die Behandlung mit einer sehr niedrigen oder niedrigen Dosis (25 oder 50 mg) beginnen und die Dosis langsam steigern, wenn Sie bereits etwas älter sind oder wenn Sie Probleme mit der Leber haben.

- Nehmen Sie die Ihnen verordnete Dosis einmal täglich ein.
- Die Tabletten dürfen nicht zerteilt, zerkaut oder zerkleinert werden.
- Schlucken Sie die Tabletten im Ganzen mit ausreichend Flüssigkeit (vorzugsweise einem Glas Wasser).
- Nehmen Sie die Tabletten nicht zu den Mahlzeiten ein. Die Einnahme sollte mindestens eine Stunde vor einer Mahlzeit oder vor dem Schlafengehen erfolgen. Ihr Arzt wird Ihnen sagen, wann die Einnahme erfolgen soll.
- Trinken Sie keinen Grapefruitsaft, während Sie Seroquel einnehmen. Dies könnte die Wirkung des Arzneimittels beeinflussen.
- Beenden Sie die Einnahme der Tabletten nicht. Auch nicht, wenn Sie sich besser fühlen, außer auf Anraten Ihres Arztes.

136 Welche Untersuchungen sind bei Einnahme von Quetiapin nötig?

Vor der Behandlung mit Seroquel sollten Bluttests durchgeführt und das Blutbild, die Leberwerte, der Blutzucker und die Blutfette bestimmt werden. Es ist wichtig, regelmäßig durch ein Blutbild die Anzahl bestimmter Blutzellen zu bestimmen. Ihr Arzt wird Sie auffordern, von Zeit zu Zeit Bluttests durchführen zu lassen.

137 Welche Nebenwirkungen können bei Quetiapin auftreten?

Wie alle Arzneimittel kann Seroquel Prolong Nebenwirkungen haben, die aber nicht bei jedem Patienten auftreten müssen. Informieren Sie Ihren Arzt, wenn Sie Nebenwirkungen verspüren und sich dadurch beeinträchtigt fühlen. Häufige Nebenwirkungen bei der Behandlung mit Seroquel sind:

- Schwindel, Kopfschmerzen, Mundtrockenheit
- Schläfrigkeit/Müdigkeit (die vergehen können, wenn Sie Seroquel Prolong länger einnehmen)
- bei plötzlichem Absetzen von Seroquel können Schlaflosigkeit, Übelkeit, Kopfschmerzen, Durchfall, Erbrechen, Schwindel und Gereiztheit auftreten. Die Entzugssymptome verschwinden üblicherweise eine Woche nach Einnahme der letzten Dosis
- auch erhöhter Herzschlag, Verstopfung der Nase, Verdauungsstörungen, Schwächegefühl und Gewichtszunahme sowie eine Senkung des Blutdrucks, erhöhte Blutzuckerwerte, verschwommen Sehen und Muskelzuckungen können vorkommen.

138 Nehme ich zu, wenn ich Quetiapin einnehme?

Eine Gewichtszunahme ist eine häufige Nebenwirkung bei der Therapie mit Seroquel.

139 Wann darf ich Quetiapin nicht einnehmen?

Quetiapin darf nicht eingenommen werden, wenn Sie

- überempfindlich (allergisch) gegen den Wirkstoff Quetiapin oder einen der sonstigen Bestandteile von Seroquel Prolong sind
- gleichzeitig eines der folgenden Arzneimittel einnehmen:
  - bestimmte Arzneimittel gegen HIV-Infektionen
  - Azol-haltige Arzneimittel (bestimmte Arzneimittel gegen Pilzinfektionen)
  - Erythromycin oder Clarithromycin-haltige Arzneimittel (bestimmte Arzneimittel zur Behandlung von Infektionen)
  - Nefazodon-haltige Arzneimittel (bestimmte Arzneimittel gegen Depressionen)

Wechselwirkungen mit anderen Medikamenten

Informieren Sie bitte unbedingt Ihren Arzt, wenn Sie eines der folgenden Arzneimittel einnehmen:

- Arzneimittel zur Behandlung von Epilepsie (wie z. B. Phenytoin oder Carbamazepin)
- Arzneimittel zur Behandlung von Bluthochdruck
- Arzneimittel, die Barbiturate enthalten (bestimmte Arzneimittel zur Behandlung von Schlafstörungen)
- Thioridazin-haltige Arzneimittel (Thioridazin ist ein Antipsychotikum, das nur noch selten Anwendung findet)

Was Sie über Antidepressiva wissen sollten

140 Was sind Antidepressiva?

Zu den Antidepressiva werden Arzneistoffe gezählt, für die eine Wirksamkeit gegen die Symptome depressiver Erkrankungen wissenschaftlich nachgewiesen werden konnte. Antidepressiva gehören verschiedensten Wirkstoffgruppen mit unterschiedlichen Eigenschaften an. Antidepressiva bestimmter Gruppen haben auch nachgewiesene Wirkungen bei Angsterkrankungen, Zwangsstörungen u. a. psychischen Erkrankungen.

Selektive Serotonin-Wiederaufnahme-Hemmer (SSRI): Zu den selektiven Serotonin-Wiederaufnahme-Hemmern abgekürzt SSRI (engl. selective serotonin reuptake inhibitors) gehören:

- Fluvoxamin (z. B. Fevarin)
- Fluoxetin (z. B. Fluctin)
- Paroxetin (z. B. Tagonis, Seroxat)
- Sertralin (z. B. Gladem, Zoloft)
- Citalopram (z. B. Cipramil)

Trizyklische bzw. tetrazyklische Antidepressiva: Eine Gruppe älterer Antidepressiva wird aufgrund der gemeinsamen chemischen Grundstruktur als trizyklische bzw. tetrazyklische Antidepressiva bezeichnet. Die bekanntesten Medikamente aus dieser Gruppe sind:

- Imipramin (z. B. Tofranil)
- Desipramin (z. B. Pertofran)
- Clomipramin (Anafranil, Hydiphen)
- Amitriptylin (z. B. Saroten)
- Doxepin (z. B. Aponal)
- Nortriptylin (Nortrilen)
- Trimipramin (z. B. Stangyl, Herphonal)

Monoaminooxidase-Hemmer (MAO-I): Aufgrund ihrer sehr guten Wirksamkeit sind die Monoaminooxidase-Hemmer (MAO-I) seit Jahrzehnten in der antidepressiven Pharmakotherapie etabliert – Tranylcypromin (Jatrosom) und Phenelzin (Nardil) sind MAO-I der älteren, nebenwirkungsreicheren Generation. Moclobemid (Aurorix) ist ein neuer, sehr gut verträglicher MAO-I.

In jüngster Zeit hat sich eine Reihe neuer Antidepressiva sehr rasch einen Platz in der therapeutischen Praxis erobert, z. B. Mirtazapin (Remergil), Venlafaxin (Trevilor) und Reboxetin (Edronax).

Antidepressiva können auch bei der bipolaren Depression gegen Gefühlshemmung, Traurigkeit, Hoffnungslosigkeit, Angst und Antriebslosigkeit wirken. Im Allgemeinen sind sie gut verträglich. Beachtenswerte Nebenwirkungen sind Blutdrucksenkung (Schwindelgefühl, Herzschlagbeschleunigung, Mundtrockenheit, Sehstörungen, Übelkeit, Verstopfung oder Durchfall, sexuelle Funktionsstörungen, Tagesmüdigkeit oder Gewichtzunahme (siehe Übersicht). Über sehr wichtige Begleitwirkungen der Antidepressiva, die ausschließlich bei bipolaren Depressionen zu beachten sind – »Switch-Gefahr« –, sollten Sie gut informiert sein (siehe Fragen 141 und 142)!

Antidepressiva – Wirkungen und Nebenwirkungen

Medikament (Beispiele für Handelsnamen)	Wirkungen	mögliche Nebenwirkungen
trizyklische bzw. tetrazyklische Antidepressiva: • Imipramin (Tofranil) • Amitriptylin (Amitriptylin) • Clomipramin (Anafranil) • Doxepin (Aponal) • Maprotilin (Ludiomil) • u. a.	• stimmungsaufhellend/antidepressiv • beruhigend • Unruhe dämpfend • schlaffördernd	Müdigkeit, Verstopfung, Mundtrockenheit, Blutdrucksenkung, Beschleunigung des Herzschlages, Probleme beim Nahsehen/Lesen, Veränderung von Blut- und Leberwerten, Gewichtzunahme, Beeinträchtigung des Reaktionsvermögens
selektive Serotonin-Wiederaufnahme-Hemmer: • Fluoxetin (Fluctin) • Fluvoxamin (Fevarin) • Paroxetin (Tagonis, Seroxat) • Citalopram (Cipramil) • Sertralin (Zoloft)	• antidepressiv • antriebssteigernd • Reduktion von Ängsten und Zwängen	Magen-Darm-Beschwerden (Übelkeit, Durchfall), Kopfschmerzen, Schwitzen, sexuelle Funktionsstörungen, Unruhe
andere neue Antidepressiva: • Venlafaxin (Trevilor) • Mirtazapin (Remergil) • Reboxetin (Edronax)	• antidepressiv • antriebssteigernd • Reduktion von Ängsten • schlaffördernd	Übelkeit, Erbrechen, Erhöhung der Leberwerte, Blutdruckschwankungen, Unruhe, sexuelle Funktionsstörungen
Monoaminooxidase-Hemmer (MAO-Hemmer): • Tranylcypromin (Jatrosom) • Moclobemid (Aurorix)	• antidepressiv • aktivierend • Reduktion von Ängsten	Blutdruckschwankungen, Schwindel, Nervosität, Schlaflosigkeit, Schwitzen, sexuelle Funktionsstörungen

141 Was bedeutet »Switch-Gefahr«?

Man hat festgestellt, dass sich bei bipolar-depressiven Menschen unter der Behandlung mit bestimmten älteren Antidepressiva überraschenderweise eine hypomanische oder manische Symptomatik entwickeln kann. Diesen Umschwung von der Depression in die Hypomanie/Manie bezeichnet man als »switch« (engl. für »Umschwung«).

Diese Stimmungswechsel können spontan auftreten, möglich ist auch, dass die Wirkung bestimmter Antidepressiva zum Auftreten eines Switch beiträgt. Patienten mit unruhevollen und ängstlichen bipolaren Depressionen sind stärker »Switch-gefährdet«. Außerdem nimmt die Switch-Gefahr mit der Dauer der Antidepressivabehandlung zu. Bei neuen Antidepressiva, wie den SSRI, werden solche Stimmungswechsel jedoch nur sehr selten beobachtet.

142 Wie kann man einen Switch verhindern?

Wenn die Einnahme eines Antidepressivums notwendig ist, sollte zusätzlich auch ein Stimmungsstabilisierer (Typ A) oder ein Atypikum eingenommen werden, damit ein Umschlagen (switch) in die Hypomanie oder Manie verhindert wird. In der Behandlung der bipolaren Depression werden heute bevorzugt Antidepressiva mit einem geringen »Switch-Risiko« eingesetzt. Sprechen Sie bitte mit Ihrem Arzt darüber!

Was Sie über weitere Medikamente wissen sollten

143 Wann werden Tranquilizer angewendet?

Benzodiazepine zählen zur Arzneistoffgruppe der Tranquilizer (engl. »tranquilize« = beruhigen). Diese setzen wir bei Angst-, Unruhe- und Erregungszuständen sowie bei akuten Schlafstörungen ein. Auch bei hochgradiger psychischer Anspannung wirken sie oft schon nach wenigen Minuten.

Bei der bipolaren Erkrankung ist der Einsatz von Benzodiazepinen in der akuten Manie angebracht sowie bei bipolaren Mischzuständen und Depressionen, die mit Angst, Unruhe und Erregung einhergehen. Insbesondere bei akuter Selbstmordgefahr und bei der Gefährdung anderer durch aggressives Verhalten hat sich diese Behandlung bewährt.

Da bestimmte Antidepressiva ein bis drei Wochen benötigen, um voll zu wirken, verordnen wir Benzodiazepine auch bei bipolaren Depressionen, um diese Zeit zu überbrücken. Seelische Schmerzen – Angst, Unruhe, psychische Hochspannung, schwere Depressivität – sollten, ähnlich wie körperliche Schmerzen, keine Minute unbehandelt bleiben. Deshalb brauchen wir Medikamente wie die Benzodiazepine, die innerhalb von Minuten wirken.

Häufig verwendete Benzodiazepine

Handelsname	Wirksubstanz	Tagesdosierung
Tavor	Lorazepam	0,5–2,5 mg in 2–4 Tagesdosen
Antelepsin	Chlonazepam	0,5–2 mg
Tafil	Alprazolam	0,25–3 mg
Valium	Diazepam	5–20 mg
Lexotanil	Bromazepam	3–6 mg
Adumbran	Oxazepam	10–30 mg
Rudotel	Medazepam	10–30 mg

144 Wann können Schilddrüsenhormone helfen?

Lithium, der am häufigsten eingesetzte Stimmungsstabilisierer, unterdrückt die Schilddrüsenfunktion. Wenn Sie sich unter der Behandlung mit Lithium erschöpft, abgeschlagen, müde, energielos, in Ihren motorischen und psychischen Abläufen langsam fühlen, sollten Sie mit Ihrem Arzt sprechen. Dann könnten eine Schilddrüsenfunktionsdiagnostik und gegebenenfalls eine zusätzliche Behandlung mit Schilddrüsenhormonen notwendig sein, um den durch Lithium bewirkten Hormonmangel auszugleichen.

Auch bei therapeutisch nicht oder nur wenig beeinflussbarer Depression und bei Rapid Cycling könnte die Einnahme von Schilddrüsenhormonen zu einer Stimmungsnormalisierung bzw. -stabilisierung beitragen. Es wird vermutet, dass Schilddrüsenhormone in der Depressionsbehandlung den Eintritt der Wirkung von Antidepressiva beschleunigen bzw. deren Wirkung verstärken.

Die Einnahme von Schilddrüsenhormonen kann auch bei normaler Schilddrüsenfunktion sinnvoll sein. Werden Schilddrüsenhormone bei wiederkehrenden (unipolaren) Depressionen oder bei der bipolaren Erkrankung eingesetzt, kann es Situationen geben, in denen eine Behandlung mit »normalen Hormondosen« ausreicht (z. B. die Lithiumstruma), es kann aber auch sinnvoll sein, eine Behandlung mit sehr hohen Hormondosen durchzuführen (therapieresistente Depression, Rapid Cycling). Die Hochdosistherapie mit Schilddrüsenhormonen erfordert sehr viel Erfahrung vom Behandler und häufige Behandlungskontrollen, deshalb sollte sie nur in besonders ausgewiesenen Zentren erfolgen.

145 Was sind Kalzium-Kanal-Blocker?

Medikamente aus dieser Gruppe werden hauptsächlich zur Behandlung bestimmter Herzerkrankungen und bei krankhaftem Bluthochdruck eingesetzt. In sehr wenigen experimentellen Studien ergaben sich Hinweise auf eine mögliche stimmungsstabilisierende Wirkung bestimmter Kalzium-Kanal-Blocker. Bei therapeutisch nicht anders beeinflussbaren Manien kann der Einsatz eines Kalzium-Kanal-Blockers sinnvoll sein. Für die therapeutische Routine ist diese Behandlungsform nicht geeignet.

146 Helfen Omega-3-Fettsäuren?

Es gibt einige wenige Studien, die besagen, dass Omega-3-Fettsäuren das stimmungsstabile Intervall zwischen bipolaren Krankheitsepisoden verlängern und sich positiv auf die Ausprägung von Manie bzw. Depression auswirken können. Dieser mögliche stimmungsstabilisierende Effekt ist jedoch nach wie vor umstritten. Eine größere Studie jüngeren Datums hat keine überzeugenden Effekte bei bipolarer Depression feststellen können. Omega-3-Fettsäuren kommen reichlich in Fischöl vor – z. B. Lachs und Makrele. Für viele Menschen ist die Vorstellung faszinierend, mit einer solchen »natürlichen Behandlungsform« den Verlauf ihrer bipolaren Erkrankung günstig beeinflussen zu können. Nicht zuletzt deshalb ist es insbesondere in Nordamerika populär geworden, bipolar erkrankte Patienten zusätzlich zur stimmungsstabilisierenden Medizin mit Omega-3-Fettsäuren zu behandeln.

147 Wie sieht das ideale Medikament aus?

Es ist ein sehr langer Weg, bis sich Medikamente einen sicheren Platz im ärztlichen Behandlungsrepertoire erobert haben. Wirksamkeit und Sicherheit (Nutzen-Risiko-Relationen) sind ebenso wichtig wie einfache Handhabbarkeit und vernünftige Kosten.

Die Palette der Stimmungsstabilisierer wurde von Lithium, Valproinsäure, Carbamazepin und Lamotrigin (mit überwiegend antidepressivem Schwerpunkt) um Quetiapin und andere atypische Neuroleptika erweitert. Verbesserungen der Behandlungsmöglichkeiten sind nicht nur immer willkommen, sondern beim derzeitigen Stand auch dringend erforderlich!

Der ideale Stimmungsstabilisierer hat zugleich antidepressive, antimanische und rückfallverhütende Wirkeigenschaften. Er sollte bei manisch-depressiven Mischzuständen ebenso effektiv sein wie beim Rapid Cycling und vor allem auch dann wirken, wenn bipolare Episoden schwer ausgeprägt sind und wenn die Episoden in kurzen Zyklen auftreten. Gegenwärtig kommt Quetiapin diesen Anforderungen am nächsten.

Das ideale Medikament sollte außerdem gut verträglich und einfach in der Handhabung sein und mit anderen Medikamenten keinesfalls in Wechselwirkung treten.

Was Sie über die Medikamenteneinnahme wissen sollten

148 Was sollte ich über meine Medikamente wissen?

Sie sollten sich auf jeden Fall die Namen Ihrer Medikamente einprägen und genau wissen, in welcher Dosierung Sie diese einnehmen müssen. Merken Sie sich Farbe, Form und Größe der Tabletten oder Dragees und das Aussehen der Verpackung. Viele Patientinnen und Patienten können ihre Medikamente auch am Geschmack identifizieren.

Prüfen Sie jede Packung aus der Apotheke, kontrollieren Sie immer das Verfallsdatum. Wenn Sie die Einnahme fest in den Tagesablauf einbauen, ist sie am ehesten gewährleistet.

149 Machen antibipolar wirksame Medikamente süchtig?

Die Medikamente zur Behandlung bipolarer Erkrankungen machen nicht süchtig und in diesem Sinn auch nicht abhängig. Sie verbessern durch die Einnahme Ihre seelische gesundheitliche Situation.

Wenn Sie die Tabletten nicht einnehmen, verschlechtern Sie den Verlauf der Erkrankung und erhöhen damit Ihre gesundheitlichen Risiken. Insofern sind Sie von der regelmäßigen Einnahme Ihrer Medikamente abhängig. Dabei handelt es sich aber keineswegs um eine Medikamentensucht im Sinne einer Sucht- oder Abhängigkeitserkrankung.

150 Wie sieht die Behandlung bei einer Hypomanie aus?

Hypomanien sind nicht einfach festzustellen, vor allem deshalb, weil sich die meisten Betroffenen im akuten Zustand überhaupt nicht krank fühlen.

Zur Behandlung wenden wir vor allem Stimmungsstabilisierer vom Typ A an: Lithium, Carbamazepin, Valproinsäure und atypische Neuroleptika. Es kann auch sinnvoll sein, bei einem bereits auf Lithium eingestellten Patienten zusätzlich Valproinsäure zu verordnen. Die Bereitschaft der Betroffenen, in hypomanen Phasen Medikamente einzunehmen, ist jedoch nicht sehr groß.

151 Wie werden Manien medikamentös behandelt?

Die medikamentöse Therapie behandelt folgende Symptome:

- seelische, körperliche und verhaltensbezogene Erregung;
- gehobene, gereizte und/oder übermäßig labile Stimmung;
- extrem verringertes Schlafbedürfnis und dadurch bedingte seelische und körperliche Erschöpfung.

Von Beginn an setzen wir hier Stimmungsstabilisierer vom Typ A ein, wie Lithium oder Valproinsäure. Auch die neuen atypischen Neuroleptika (z. B. Olanzapin, Quetiapin, Risperidon, Aripiprazol, Ziprasidon) zeigen eine sehr gute antimanische Wirksamkeit. Sie können sowohl in Monotherapie als auch in Kombination mit Lithium oder Valproinsäure eingesetzt werden. Diese kurz als »Atypika« bezeichneten Medikamente wirken sowohl gegen Erregung und manische Stimmungsveränderung als auch gegen die bei schweren Manien auftretenden psychotischen Symptome (Wahn, Halluzinationen). Der große Vorteil dieser Medikamentengruppe: Sie sind sehr viel besser verträglich. Die älteren, typischen Neuroleptika haben eine vergleichbare Wirkung wie die Atypika, allerdings deutlich mehr Nebenwirkungen (siehe Fragen 124 bis 139).

In einer Notfallsituation können Sie zusätzlich Medikamente aus der Gruppe der Benzodiazepine einnehmen, um die Erregung, Enthemmung und Impulsivität in den Griff zu bekommen (Näheres dazu unter Frage 143).

Patientinnen und Patienten mit einer Manie haben oft tage- oder wochenlang sehr wenig geschlafen. Dieser Schlafmangel trägt entscheidend zur Verschlimmerung ihrer manischen Symptomatik bei. Deshalb spielen schlaffördernde Medikamente, wie z. B. Benzodiazepine, in der Behandlung eine große Rolle. In der Akutbehandlung setzen wir in der Regel mehrere Medikamente ein, z. B. Stimmungsstabilisierer plus Benzodiazepin plus atypisches Neuroleptikum.

152 Welche Therapie hilft bei bipolaren Mischzuständen am besten?

Wir unterscheiden hierbei drei Typen:

- Mischzustände, bei denen manische und depressive Symptome etwa in gleichem Verhältnis auftreten,
- Mischzustände mit mehr manischer als depressiver Symptomatik,
- Mischzustände mit mehr depressiver als manischer Symptomatik.

Bipolare Mischzustände werden medikamentös sehr ähnlich wie Manien behandelt. Die Stimmungsstörung behandeln wir zunächst mit einem Stimmungsstabilisierer vom Typ A. Ist diese Therapie nicht ausreichend, geben wir zusätzlich einen Stimmungsstabilisierer vom Typ B. Treten in akuten Phasen zusätzlich psychotische Symptome auf, kann mit der Kombination von Typ A oder Typ B und einem atypischen Neuroleptikum ein guter Behandlungserfolg erzielt werden.

Mischzustände mit mehr depressiver als manischer Symptomatik behandeln wir von Beginn an mit einem Stimmungsstabilisierer Typ B.

153 Wie wird Rapid Cycling medikamentös behandelt?

Bei Rapid Cycling erleidet der Patient in einem Jahr vier oder mehr bipolare Krankheitsepisoden. Sehr häufige Rückfälle stellen eine besondere therapeutische Herausforderung dar, weil Medikamente, die sich in der Behandlung bipolarer Erkrankungen üblicherweise bewährt haben, in diesen Fällen so gut wie keine Wirkung zeigen. Beispielsweise führt Lithium in der Behandlung des Rapid Cycling kaum zu zufriedenstellenden Ergebnissen. Auch Antidepressiva, insbesondere die älteren, trizyklischen Antidepressiva (siehe Frage 140), wirken sich bei Rapid Cycling eher ungünstig aus.

Dagegen helfen bestimmte Stimmungsstabilisierer vom Typ A (z. B. Valproinsäure) und vom Typ B (z. B. Lamotrigin) besser. Auch der Einsatz von Atypika scheint als Behandlungsmöglichkeit erfolgversprechend. Bei therapeutisch schwer beeinflussbarem Rapid Cycling entscheiden sich erfahrene Ärztinnen und Ärzte auch für eine Kombinationsbehandlung mit zwei Stimmungsstabilisierern und zusätzlich einem atypischen Neuroleptikum. Bei diesen Kombinationstherapien ist es jedoch wegen ihres erhöhten Nebenwirkungsrisikos unbedingt notwendig, dass Sie regelmäßig ärztlich kontrolliert werden.

154 Wie wird die bipolare Depression behandelt?

Gegenwärtig sind die Wirkeffekte des atypischen Antipsychotikums Quetiapin zur Behandlung bipolarer Depressionen durch Studien am besten belegt. Quetiapin wirkt sehr gut bei allen Schweregraden bipolarer Depressionen. Zusätzlich oder alternativ besteht die Möglichkeit der Einstellung auf einen Stimmungsstabilisierer vom Typ B (z. B. Lamotrigin, Lithium oder Carbamazepin). Falls die Symptomatik länger besteht, schwerer ausgeprägt ist oder durch diese alleinige Behandlung nicht besser wird, sollten Sie zusätzlich speziell antidepressiv wirksame Medikamente einnehmen. Bei der Wahl des Antidepressivums achten die Ärzte darauf, dass es kein »Switch«-Risiko hat (Näheres zu »switch« unter Frage 141 und 142).

Unbedingt zweigleisig fahren

Wenn Sie bipolar-depressiv erkrankt sind, sollten Sie sich über die medikamentöse Therapie hinaus auf jeden Fall in eine begleitende psychotherapeutische Behandlung begeben.

Oftmals gehen mit der depressiven Stimmungsveränderung Unruhe und Angstzustände einher. Diese sollten auf jeden Fall behandelt werden, da sie von den Betroffenen als sehr belastend, ja geradezu unerträglich erlebt werden. Hier wirken Medikamente aus der Gruppe der Benzodiazepine (z. B. Lorazepam oder Diazepam) am besten und vor allem am schnellsten. Zusätzliche psychotische Symptome, wie sie bei schweren bipolaren Depressionen auftreten, können mit atypischen Neuroleptika behandelt werden.

155 Wie wird die Rückfallvorbeugung geplant?

Die bipolare Erkrankung muss lebenslang behandelt werden, ähnlich wie die Zuckerkrankheit oder der Bluthochdruck. Um diese Last zu mindern, sollte die rückfallvorbeugende Behandlung konsequent durchgeführt werden. Für viele erkrankte Menschen wird diese spätestens nach der zweiten oder dritten Krankheitsepisode notwendig.

Entscheidend für die Planung der Rückfallvorbeugung sind die Vorstellungen des Patienten, der Patientin und gegebenenfalls der Angehörigen sowie die Ergebnisse der ärztlichen Diagnostik. Das Medikament wird nach einer eingehenden diagnostischen Analyse des bisherigen Krankheitsverlaufes ausgewählt und nachdem zahlreiche Fragen beantwortet wurden:

- Wie oft und in welchem Abstand treten bei Ihnen bipolare Episoden auf?
- Haben Sie im bisherigen Verlauf häufiger Depressionen als andere bipolare Episoden gehabt?
- Haben Sie Depressionen und Hypomanien?

- Haben Sie neben Depressionen auch häufig Manien und/oder bipolare Mischzustände?
- Handelt es sich um einen Verlauf mit Rapid Cycling?
- Kommen bei Ihnen bipolare Episoden mit psychotischen Symptomen nie, selten oder häufig vor?
- Haben Sie bereits Suizidversuche unternommen? Wie hoch schätzen Sie Ihr Selbstmordrisiko ein?
- Gab es in Ihrer Vergangenheit belastende Lebensereignisse in Form von Stress oder familiären Konflikten?
- Haben Sie Probleme, die Krankheit zu bewältigen, oder Schwierigkeiten, Ihre Lebensweise mit Rücksicht auf die Krankheit zu verändern?
- Welche Vorstellungen haben Sie von Ihrer Erkrankung und von der Behandlung?
- Können Sie die ärztlichen Empfehlungen bezüglich rückfallvorbeugender Therapien akzeptieren?
- Nehmen Sie die verordneten Medikamente auch tatsächlich ein?

Nicht einfach absetzen!
Setzen Sie die empfohlenen Medikamente zur Rückfallvorbeugung auf keinen Fall eigenmächtig ab! Wirkungsvolle Rückfallvorbeugung heißt: Die Medikamente müssen auch nach Abklingen der akuten Krankheitssymptome eingenommen werden. Wenn Sie Probleme damit haben, sollten Sie unbedingt mit Ihrem Arzt, Ihrer Ärztin darüber sprechen.

156 Welche Medikamente wirken rückfallvorbeugend?

Lithium wird zur Rückfallvorbeugung eingesetzt (siehe Fragen 80 bis 96). Es wirkt bei bis zu 40 Prozent der Behandelten rückfallvorbeugend. Auch Carbamazepin hat rückfallvorbeugende Eigenschaften. Bei bipolaren Verläufen mit Rapid Cycling gibt es in vielen Ländern gute Erfolge mit Valproinsäure.

Wenn im Verlauf einer bipolaren Erkrankung sehr häufig Depressionen vorkommen, empfehlen wir aus der Gruppe der Stimmungsstabilisierer Lamotrigin zur Rückfallvorbeugung. Dieser Wirkstoff ist in Deutschland zur Verhinderung bipolar-depressiver Episoden zugelassen. Für Lamotrigin konnte auch eine Wirkung bei Rapid Cycling nachgewiesen werden.

Nach dem Abklingen bzw. nach erfolgreicher Behandlung manischer Episoden ist die Gefahr der Entwicklung einer postmanischen Depression groß. Nach der erfolgreichen Therapie manischer Symptome sollte die Behandlung etwa drei bis zwölf Monate fortgesetzt werden, um einen frühzeitigen Rückfall zu verhindern. Diese Therapieperiode bezeichnet man auch als Stabilisierungsphase. Es ist sinnvoll, Quetiapin, Aripiprazol, Risperidon oder Olanzapin in postmanischen Stabilisierungsphasen in absteigender Dosierung weiter zu verabreichen.

157 Wie werde ich von den Medikamenten unabhängig?

Obwohl die Medikamente Ihre seelische Gesundheit stabilisieren, Ihre Lebensqualität erhöhen und Ihnen ein Gefühl der Sicherheit vermitteln, ist es verständlich, dass Sie auch Bedenken haben. Manche Patientinnen und Patienten können sich nicht damit abfinden, dass ihre Gesundheit und die Stabilität ihres emotionalen Lebens dauerhaft an die Einnahme eines Medikaments gebunden sein soll.

Wenn es Ihnen gelingt, durch eine gesunde Lebensweise – kein Alkohol, kein Stress, ausreichend Schlaf, strukturierte Aktivitäten (kein Chaos) – die Balance zu halten und bipolare Episoden zu vermeiden, benötigen Sie weniger Medikamente, um die therapeutischen Ziele dauerhaft zu erreichen.

Wenn Sie Medikamente ohne Beratung mit Ihrem Arzt, Ihrer Ärztin weglassen, gefährden Sie unnötig Ihre seelische Gesundheit.

158 Weshalb kann die regelmäßige Einnahme schwerfallen?

Manche haben Angst vor Nebenwirkungen, wenig Vertrauen in die Wirksamkeit und Zweifel an der richtigen Auswahl der Medikamente. Patientinnen und Patienten berichten zudem, von ihrem Arzt nicht ausreichend über Wirkungen und Nebenwirkungen der Medikamente aufgeklärt worden zu sein.

Wenn Arzttermine nur in großen Abständen zu bekommen sind, ziehen manche Patienten daraus den Schluss, die kontinuierliche Behandlung sei nicht so dringend.

Viele empfinden es aber auch als belastend, durch die Einnahme immer wieder an die Erkrankung erinnert zu werden. Sehr viele Behandlungen scheitern tatsächlich daran, dass die verordneten Medikamente nicht genommen werden.

Weitere mögliche Therapieverfahren

159 Wann hilft eine elektrokonvulsive Therapie (EKT)?

Spätestens seit dem Film »Einer flog über das Kuckucksnest«, der die Verhältnisse in der US-amerikanischen Psychiatrie der 1940er- und 1950er-Jahre anprangert, ist die elektrokonvulsive Therapie (EKT) in Verruf geraten. In der Öffentlichkeit gilt sie oft als unakzeptable und ethisch nicht vertretbare Schockbehandlung. Wir Ärzte haben viel zu lange damit gewartet, die Patienten und die Öffentlichkeit über die EKT zu informieren. Die Folge war, dass unsachliche und falsche Darstellungen dieser Therapiemethode Ängste schürten und Patienten sowie Angehörige verunsicherten.

Die EKT kann lebensrettend sein

Die elektrokonvulsive Therapie (EKT) stellt bei akuten bipolaren Episoden eine der wirkungsvollsten Therapien dar. Sie wirkt schnell, hilft Patienten, bei denen andere Therapien versagten, und kann in manchen Fällen lebensrettend sein (akute lebensbedrohliche Katatonie, malignes neuroleptisches Syndrom). Besonders effektiv ist die EKT bei sehr schwer ausgeprägten Depressionen und bei schweren manisch-depressiven Mischzuständen, aber auch bei schwerer manischer Symptomatik und Rapid Cycling.

Aufgrund der vorhandenen wirksamen Medikamente und der bestehenden Vorurteile wird die EKT jedoch nur selten – als sogenanntes »Mittel der letzten Wahl« – eingesetzt.

160 Wem kann eine Lichttherapie helfen?

Sie werden sicher wissen und vielleicht auch bei sich selbst beobachtet haben, dass die Stimmung und zahlreiche andere körperliche und seelische Funktionen gewissen jahreszeitlichen Schwankungen unterworfen sein können. Wir halten zwar keinen Winterschlaf wie einige Tiere, aber Frühjahrsmüdigkeit und melancholische Herbststimmung sind uns durchaus als etwas ganz Normales geläufig.

Bei einigen Menschen sind die im Jahreszyklus auftretenden Stimmungs- und Aktivitätsschwankungen allerdings so stark ausgeprägt, dass die seelische und körperliche Leistungsfähigkeit und die Lebensqualität dadurch erheblich beeinträchtigt sind.

Genau hinschauen

Wenn ausgeprägte Hochs und Tiefs Jahr für Jahr auftreten, handelt es sich um eine saisonale affektive Störung.

Saisonale bipolare Erkrankungen: Bei einigen Menschen treten saisonale bipolare Erkrankungen auf. Das bedeutet, im Frühling und Sommer können z. B. Hypomanien oder Manien auftreten und im Herbst oder Winter Depressionen. Man vermutete, diese saisonalen uni- oder bipolaren affektiven Störungen könnten in unseren Breiten etwas mit der jahreszeitlich unterschiedlichen Lichtexposition zu tun haben. Diese Spekulation wird durch interessante experimentelle Befunde gestützt.

Deshalb sind Therapieversuche mit künstlicher Tageslichtexposition durchgeführt worden. Bei bipolaren saisonalen Erkrankungen gibt es allerdings noch keine wissenschaftlich gesicherten Belege für eine Wirksamkeit der Lichttherapie. Da es sich allerdings um eine harmlose Therapiemethode ohne nennenswerte Nebenwirkungen handelt, wird sie in der Praxis angewendet und offensichtlich bei einigen Patienten durchaus auch mit Erfolg.

Einen Versuch wert

Wenn Sie bei sich ein jahreszeitliches (saisonales) Muster des Auftretens Ihrer bipolaren Episoden (Lifecharts) beobachtet haben, sollten Sie mit Ihrem Arzt über die Möglichkeit einer Lichttherapie sprechen.

Die psychotherapeutische Behandlung

161 Ist eine Psychotherapie sinnvoll?

Ja, bei bipolaren Erkrankungen sind psychotherapeutische Interventionen absolut sinnvoll und hilfreich.

Unter dem Sammelbegriff »Psychotherapie« werden zunächst einmal alle Behandlungsmaßnahmen mit psychologischen Mitteln gefasst. Genauso wie es verschiedene medikamentöse Behandlungsverfahren gibt, werden je nach Symptombild und Problemlage verschiedene Psychotherapien angewendet. Sie sollten heute bei bipolaren Erkrankungen zum Standard gehören, weil Stress, belastende Lebensereignisse, familiäre Konflikte und ein ungeordneter chaotischer Alltag die Erkrankung verschlimmern und erneute Episoden begünstigen können.

Allerdings ist Psychotherapie als alleinige Behandlungsform oft nicht ausreichend: Zur ganzheitlichen Behandlung bipolar erkrankter Menschen gehören eine optimale Aufklärung (Psychoedukation), eine Anpassung des Lebensstils, Psychotherapie und sehr oft auch die regelmäßige Einnahme antibipolar wirksamer Medikamente.

162 Welche psychotherapeutischen Methoden kommen infrage?

In der Behandlung werden verschiedene psychotherapeutische Methoden und Verfahren eingesetzt:

- die Psychoedukation (sollte jeder bipolare Patient erhalten)
- die familienfokussierte Psychotherapie (FFT)
- die interpersonelle und soziale Rhythmustherapie (IPSRT)
- die kognitive Verhaltenstherapie (KVT)

Psychotherapien werden als Einzel- oder Gruppenbehandlungen durchgeführt. Es kann durchaus sinnvoll sein, bei einem Patienten, einer Patientin zu verschiedenen Zeitpunkten unterschiedliche psychotherapeutische Verfahren einzusetzen.

163 Was ist Psychoedukation?

Die Psychoedukation vermittelt bipolar erkrankten Menschen und gegebenenfalls ihren Angehörigen Informationen über die Krankheit: über Ursachen, Symptome, Diagnostik, Verlauf, Behandlung. »Edukation« bedeutet »Unterricht« oder »Schulung; durch die Wissensvermittlung sollen die Betroffenen zu einem bewussten und selbstverantwortlichen Umgang mit der Erkrankung befähigt werden. Angehörige sollen dadurch verständnisvoller mit krankheitsbedingten Verhaltensweisen umgehen können, um den Betroffenen bestmöglich zu unterstützen.

Psychoedukation: ein breites Spektrum

Unter Psychoedukation fassen wir ganz unterschiedliche Formen der Informationsvermittlung zusammen: Broschüren, Patientenratgeber, Bücher, Videos, Internetseiten, Selbsthilfegruppen und angeleitete Therapieprogramme.

164 Wie funktioniert Psychoedukation?

Die Programme zur Psychoedukation werden von einem Arzt, einer Ärztin oder einem psychologischen Psychotherapeuten durchgeführt und bestehen in der Regel aus acht bis zwölf Sitzungen zu je maximal 90 Minuten. Die Themen der einzelnen Gruppensitzungen werden gemeinsam erarbeitet, zur Vertiefung der Inhalte werden unterschiedliche Arbeitsmaterialien eingesetzt (im Anhang finden Sie als Beispiel einen Krisenplan). Themenschwerpunkte der einzelnen Sitzungen können sein:

- allgemeine Informationen zu typischen Symptomen der bipolaren Erkrankung, ihren möglichen Ursachen sowie zum Verlauf der Erkrankung
- Behandlungsmöglichkeiten; insbesondere Informationen zur medikamentösen und psychotherapeutischen Behandlung
- Erkennen von Frühwarnzeichen manischer und depressiver Episoden
- angemessene Verhaltensweisen in Krisen- und Notfallsituationen

Die Schwerpunkte richten sich vor allem nach den Bedürfnissen und Interessen der Teilnehmenden, wobei dem Erfahrungsaustausch besonders viel Zeit eingeräumt wird. Diese Psychoedukationsprogramme finden in Kliniken, in Tageskliniken, aber auch ambulant statt. Nähere Informationen erhalten Sie bei der Deutschen Gesellschaft für Bipolare Störungen e. V. (Anschrift im Anhang).

Die Ziele der Psychoedukationsprogramme sind ein individuelles Krankheitsverständnis, die Motivation zur Veränderung und das Training entsprechender Fertigkeiten. Dazu gehören Selbstbeobachtung, Stressmanagement, Emotionsmanagement, soziale Fertigkeiten und Problemlösefertigkeiten.

Häufig reicht die zeitlich und inhaltlich begrenzte Psychoedukation nicht aus, um diese Ziele zu erreichen. Dann sollte sich eine Psychotherapie anschließen, wobei immer gilt: keine Psychotherapie ohne Psychoedukation! Alle folgenden Psychotherapieverfahren umfassen entsprechend auch psychoedukative Elemente.

165 Familienfokussierte Psychotherapie – was ist das?

Familienfokussiert heißt, dass nicht allein die bipolar erkrankte Person, sondern die gesamte Familie im Mittelpunkt der Behandlung steht. Der Grundgedanke der familienfokussierten Psychotherapie ist, dass eine Hauptursache für das erneute Auftreten einer Krankheitsepisode darin liegen kann, wie in der Familie miteinander umgegangen wird: wie man miteinander spricht, wie man sich gegenseitig wertschätzt, wie viel Aufmerksamkeit man einander schenkt, auf welche Weise man sich ermutigt und anspornt oder entmutigt und bremst.

Wenn in einer Familie ein rauer, vorwurfsvoller, abwertender oder Schuldgefühle auslösender Umgangston herrscht, wenn wenig Verständnis und Unterstützung füreinander da sind und wenn die negativen Emotionen zu oft frei herausgelassen werden, kann ein solches Klima entscheidend dazu beitragen, dass neue Krankheitsepisoden ausgelöst werden und die Erkrankung insgesamt einen schlechteren Verlauf nimmt. Deshalb liegt der Schwerpunkt dieser Psychotherapie auf einer Verbesserung des familiären Klimas.

Die FFT zielt darauf ab, dass alle Familienmitglieder mehr Verständnis für den erkrankten Menschen aufbringen, ihn unterstützen, ermutigen und bei der Bewältigung der Krankheit helfen.

Wir stehen zusammen

Die FFT stärkt bei allen Mitgliedern das Bewusstsein, dass die Familie die wesentlichste natürliche Unterstützungsquelle sein kann, nach dem Motto »Gemeinsam sind wir stark«. Gesprächs- und Problemlösetraining gehören deshalb zum Standard der Familientherapie.

166 Welche Ziele hat eine Rhythmustherapie (IPSRT)?

Zahlreiche Lebensvorgänge des Menschen laufen nach periodischen bzw. rhythmischen Gesetzmäßigkeiten ab; dies ist die zentrale Annahme der interpersonellen und sozialen Rhythmustherapie. Die IPSRT wurde speziell zur Rückfallprophylaxe bei bipolaren Störungen entwickelt. Die tagesperiodischen Rhythmen sind ohne Zweifel die auffälligsten: So schwanken beim Menschen etwa Körpertemperatur und Blutdruck, Herzfrequenz, Atemtiefe, Stoffwechselaktivität und Wachheit normalerweise regelmäßig im Laufe des Tages. Die meisten

Menschen haben ein sehr genaues Gespür für ihre Tagesrhythmik: Aufwach- und Schlafenszeiten, bevorzugte Zeiten für die Mahlzeiten, Zeiten mit Leistungshochs und Leistungstiefs etc. Umgangssprachlich bezeichnen wir dies als »innere Uhr«. Da unser Körper über zahlreiche solcher biologischen Uhren verfügt, muss es im Gehirn Funktionssysteme geben, die diese untereinander und mit dem äußeren Tageslauf in Einklang bringen. Besonders auffälliges Beispiel dafür ist der Schlaf-wach-Rhythmus.

Bei der bipolaren Erkrankung ist die »innere Uhr« verstellt, die inneren Rhythmen sind untereinander und in Bezug auf die umgebende Natur vollkommen aus dem Takt. Eine »chaotische« Lebensweise und eine desorganisierte Tagesstruktur können entscheidend zu dieser Verstellung beitragen. Deshalb ist ein Kernpunkt der interpersonellen und sozialen Rhythmustherapien die Annahme, dass bipolar erkrankte Menschen besonders empfindlich sind im Hinblick auf Störungen biologischer und sozialer Rhythmen. Verstellungen der »inneren Uhr« bewirken enorme Stimmungsschwankungen.

Ein ruhiges Fahrwasser

Die IPSRT will bei dem/der Betroffenen ein Bewusstsein dafür entwickeln, dass regelmäßige Alltagsabläufe stimmungsstabilisierend sind und insgesamt die seelische Gesundheit fördern.

Ziel der IPSRT ist daher, zum einen einen regelmäßigen Tagesablauf herzustellen durch die Verbesserung zwischenmenschlicher Beziehungen sowie familiäre und berufliche Planung, und zum anderen die sozialen Abläufe (Beruf, Familienleben, Alltagsplanung) besser abzustimmen mit den natürlichen biologischen Bedürfnissen (Aktivitäts- und Ruhezeiten, Mahlzeiten, Schlaf und morgendliches Aufstehen).

Die IPSRT hat nach aktueller Datenlage insbesondere dann einen positiven Einfluss auf die weitere Stabilität, wenn sie bereits während der akuten Phase beginnt. Zurückgeführt wird dieses Ergebnis darauf, dass die IPSRT-Patienten im Anschluss an die Akutbehandlung stabilere Rhythmen zeigen. Neben einer Rückfallreduktion (insbesondere der depressiven Episoden!) durch die IPSRT wurde auch eine schnellere Reduktion der depressiven Symptomatik beobachtet.

167 Wann hilft eine kognitive Verhaltenstherapie?

Der erste Schritt der kognitiven Verhaltenstherapie (KVT) besteht immer in der Erarbeitung eines gemeinsamen biopsychosozialen Störungsmodells. Dabei werden bisherige Krankheitsepisoden, biografische Aspekte und aktuelle Selbstbeobachtungen berücksichtigt. In diesem Zusammenhang werden unter Zuhilfenahme von Stimmungstagebüchern und Verhaltensanalysen/Situationsanalysen Frühwarnzeichen für depressive und manische Episoden erarbeitet, für die dann konkrete Bewältigungsstrategien entwickelt werden. Therapeut und Betroffener ergründen gemeinsam, welche Faktoren einen Rückfall begünstigen. Bestehen beispielsweise Defizite bei bestimmten Fertigkeiten? Wie sieht der Lebensrhythmus aus? Kennt und praktiziert der Betroffene hilfreiches Gesundheitsverhalten? Bestehen sogenannte dysfunktionale Schemata, also Verhaltensweisen oder Annahmen, die der Stabilität und Gesundheit entgegenwirken? Beispielsweise kann die Annahme »Wenn ich mich nur genug anstrenge, kann ich alles erfolgreich bewältigen« das Aktivitätsniveau und die Anspruchsregulation rückfallbegünstigend beeinflussen. Möglichkeiten zum Durchbrechen von Teufelskreisen wie beispielsweise dem Depressionskreislauf »gedrückte Stimmung → Aktivitätsreduktion → negative Selbstbewertung und ausbleibende Erfolgserlebnisse → die Stimmung wird weiter gedrückt« oder umgekehrt dem Maniekreislauf »gehobene Stimmung → Antriebssteigerung → positive Selbstbewertung und vermehrt Erfolgserlebnisse → die manische Stimmung wird weiter verstärkt« werden erarbeitet.

Im geringeren Switch-Risiko scheint ein Vorteil der Psychotherapie gegenüber dem Einsatz eines adjuvanten (d. h. unterstützenden) Antidepressivums zu liegen. Entsprechend nützlich sind Hinweise, dass die KVT auch bei »postmanic downs« wirksam ist, also bei der Behandlung von Phasen, in denen die antidepressive Medikation eine besonders hohe Switch-Gefahr mit sich bringt. Die KVT-Behandlung akuter bipolarer Depression wurde in einer Pilotstudie gezielt untersucht und erlangte ähnlich starke Wirksamkeit wie die KVT-Behandlung rezidivierender (d. h. wiederkehrender) depressiver Störung. Gepoolte Daten der vorliegenden randomisierten Studien ergeben einen statistisch bedeutsamen, wenn auch kleinen Effekt auf die Rückfallquote. Eine Studie analysiert die Wirksamkeit hinsichtlich depressiver bzw. manischer Rückfälle und erbringt eine Wirksamkeit lediglich hinsichtlich depressiver Rezidive: weniger Rückfälle und weniger lang anhaltende Rückfallepisoden, weniger Hospitalisierungen und höheres psychosoziales Funktionsniveau. Dass auch 18 bzw. 30 Monate nach Ende der KVT weniger Manie- und Depressionssymptome beschrieben werden, gibt einen Hinweis auf die Wirksamkeit der KVT zur Reduktion der Restsymptomatik.

168 Medikamente + Psychotherapie – ist das sinnvoll?

Bei den meisten bipolar erkrankten Menschen ist die kombinierte Anwendung medikamentöser und psychotherapeutischer Behandlungsformen die beste Therapie!

Psychoedukation sollte standardmäßig als klinische Routine angeboten werden. Häufig sind weiterführende psychotherapeutische Interventionen sinnvoll. Für akute Phasen ist eine Wirkung aller genannten Psychotherapieverfahren hinsichtlich schnelleren Rückgangs depressiver Symptomatik und länger andauernder Stabilisierung zu erwarten. Bei akuten manischen Phasen ist lediglich die IPSRT eine effektive Zusatzmethode zur Pharmakotherapie.

Zur langfristigen Vorbeugung gegen depressive Episoden können – zusätzlich zu den Medikamenten – vor allem die KVT und familienbezogene Interventionen dienen. Um manischen Episoden vorzubeugen, sind vor allem das Erkennen von Frühwarnsymptomen und die richtige Medikamenteneinnahme hilfreich, was in Psychoedukationsprogrammen vermittelt wird.

Entscheidend für die Wirksamkeit der Psychotherapie scheint zu sein, dass möglichst viele der folgenden Aspekte bearbeitet werden, was durch verschiedene Therapieverfahren möglich ist:

- Störungsakzeptanz
- richtige Medikamenteneinnahme
- Selbstwertverbesserung/Selbstwirksamkeit
- Reduktion von Risikoverhalten
- Reduktion von destabilisierenden biopsychosozialen Faktoren
- bessere Stressbewältigung (auch interpersonell)
- Bewältigungsstrategien für Depression und Hypomanie
- Frühwarnzeichen erkennen
- Einstellungsänderung hinsichtlich der Erkrankung und ihrer Behandlung
- Erhöhung des Selbstmanagements (therapeutische Hausaufgaben)

169 Wie steht es mit alternativen Therapiemethoden?

Ein Manko der modernen Medizin besteht darin, dass Ärzte und Psychologen gelegentlich zu wenig auf die persönlichen »Krankheitskonzepte« ihrer Patienten eingehen, d. h. auf ihre Vorstellungen von den Krankheitsursachen und ihre sich daraus ableitenden Erwartungen an die Therapie.

Chronische Erkrankungen können bei den Betroffenen existenzielle Fragen aufwerfen, die den Sinn des Lebens, den persönlichen Weg betreffen. Diese Fragen berühren eine spirituelle Ebene, die in der Medizin oft unberücksichtigt bleibt. Daraus resultieren bei den Patienten Enttäuschungen, die nicht unbedingt durch Wissenschaftlichkeit in Diagnostik und Therapie wettgemacht werden können. Wir sind dennoch davon überzeugt, dass die Behandlungen der wissenschaftlichen Medizin im Vergleich zu alternativen Therapien für bipolar erkrankte

Menschen nachhaltiger und wirkungsvoller sind. (Studien, in denen schulmedizinische und alternative Therapien miteinander verglichen werden, gibt es nicht.)

170 Wozu dienen Selbsthilfegruppen?

In Selbsthilfegruppen schließen sich Menschen zusammen, die ein gemeinsames Krankheitsschicksal teilen, um sich gegenseitig zu unterstützen. Selbsthilfegruppen arbeiten selbstorganisiert und eigenverantwortlich. Die Selbsthilfebewegung ist ein Zeichen dafür, dass Menschen in Sachen Gesundheit und Krankheit mitentscheiden möchten. Obwohl Selbsthilfegruppen ausdrücklich nicht von Fachleuten geleitet werden, benötigen diese sich auf freiwilliger Basis zusammenschließenden Gruppen Unterstützung:

- Zusammenarbeit mit Fachleuten (Information, Beratung),
- günstige Rahmenbedingungen für die Gruppenarbeit (z. B. Räume, Arbeitsmittel),
- organisatorische Hilfen,
- Plattformen für Kontakte (Austausch mit anderen Gruppen und mit Fachleuten),
- finanzielle Förderung und v. a. m.

Hilfe zur Selbsthilfe

Um die Selbsthilfearbeit in Deutschland zu fördern, wurden die Deutsche Arbeitsgemeinschaft Selbsthilfegruppen e. V. und die Nationale Kontakt- und Informationsstelle zur Unterstützung von Selbsthilfegruppen gegründet. Mittlerweile gibt es zahlreiche Selbsthilfegruppen bipolar erkrankter Menschen. (Im Serviceteil finden Sie Adressen und Internetseiten, die bei der Suche einer Gruppe helfen.)

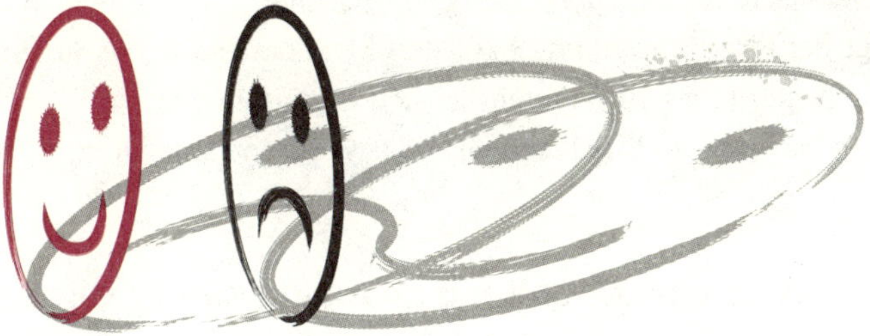

Was Sie noch wissen sollten

Was verändert sich jetzt in meinem Leben? Auf wichtige Fragen die Familie, den Beruf und die rechtliche Situation betreffend erhalten Sie hier Antwort.

Informationen zu Schwangerschaft und Geburt

171 Kann ich überhaupt Kinder bekommen?

Die bipolare Störung wirkt sich normalerweise nicht auf die Fruchtbarkeit aus. Wenn Sie nicht so schnell schwanger werden, wie Sie es sich wünschen, kann das verschiedene Gründe haben, die nicht unbedingt bei Ihrer Erkrankung bzw. den Medikamenten, die Sie einnehmen, liegen müssen. Wenden Sie sich in diesem Fall bitte – ggf. mit Ihrem Partner – an Ihre Frauenärztin bzw. Ihren Frauenarzt.

172 Wird die Erkrankung an meine Kinder vererbt?

Wenn ein Elternteil bipolar erkrankt ist, beträgt die Wahrscheinlichkeit des Auftretens der bipolaren Erkrankung bei den Kindern etwa 8 %; wenn man unipolare Depressionen dazuzählt, beträgt die Erkrankungswahrscheinlichkeit etwa 20 %. Die Frage, ob man Kinder haben sollte oder nicht, geht weit über die Statistik hinaus. Natürlich werden Sie sich fragen, wie stabil Ihre seelische Gesundheit ist, wie Sie und Ihre Partnerin bzw. Ihr Partner mit der Krankheit zurechtkommen, vor allem werden Sie sich aber fragen, wie gefestigt Ihre Partnerschaft ist.

173 Warum sollte man eine Schwangerschaft planen?

Wenn Sie an einer bipolaren Störung erkrankt sind und Medikamente einnehmen, ist es wichtig für Ihre Gesundheit und für die gesunde Entwicklung Ihres Kindes, dass Ihre Erkrankung gut eingestellt ist: Während und nach der Schwangerschaft sollten keine manischen oder depressiven Episoden auftreten, und Sie sollten so ausgeglichen wie möglich sein.

Vorbereitung ist Trumpf

Je besser Sie sich mit Ihrem Arzt, Ihrer Ärztin absprechen, desto besser kann er/sie Ihre Medikamente so einstellen, dass Sie symptomfrei bleiben und Ihrem Kind nicht geschadet wird (siehe auch Frage 176).

Auch Ihr Kind darf keinen unnötigen Risiken ausgesetzt werden: Risiken durch Medikamente, die Sie einnehmen, aber auch Symptome Ihrer Erkrankung, die dem ungeborenen Kind schaden können, weil sie mit Verhaltensänderungen bei Ihnen einhergehen, die sich ungünstig auf das Kind auswirken können. Dazu gehören beispielsweise Antriebslosigkeit, unzureichende Ernährung und grüblerische Gedanken während einer Depression oder Umtriebigkeit, Schlaflosigkeit und Vernachlässigung der geburtsvorbereitenden Untersuchungen während einer Manie.

174 Soll ich meine Medikamente absetzen?

Sie sollten Ihre Medikamente auf keinen Fall von sich aus absetzen! Lassen Sie sich so früh wie möglich von Ihrem Arzt, Ihrer Ärztin beraten, welche Vorgehensweise für Sie und Ihr Kind die beste ist.

175 Was tun bei ungeplanter Schwangerschaft?

Das Wichtigste ist, dass Sie ganz ruhig bleiben und nicht panisch reagieren. Sie befürchten natürlich, dass die Medikamente der Entwicklung Ihres Kindes schaden könnten. Das ist grundsätzlich richtig. Dass Sie schwanger sind, merken Sie jedoch frühestens in der 5./6. Woche; zu diesem Zeitpunkt hat die Anlage der Organe Ihres Kindes schon begonnen und es könnten bereits Fehlbildungen durch Medikamente entstanden sein. Wenn Sie die Medikamente nun überstürzt absetzen, können Sie Fehlbildungen meist nicht mehr verhindern.

Suchen Sie Ihren Arzt, Ihre Ärztin auf und planen Sie mit ihm/ihr die weitere Vorgehensweise.

176 Schaden die Medikamente meinem Kind?

Grundsätzlich gibt es bei jedem Medikament, das Sie während der Schwangerschaft einnehmen, das Risiko, einen Schaden beim Kind auszulösen. Das gilt aber auch bei Nikotin-, Alkohol- und Drogenkonsum. Vor allem in den ersten drei Schwangerschaftsmonaten können Medikamente Ihrem Kind schaden, denn in dieser Zeit entwickeln sich die meisten Organe. Diese Entwicklung kann durch Medikamente gestört werden, doch nicht jedes Medikament verursacht die gleichen Störungen.

Einige Arzneimittel können mit schweren Fehlbildungen beim Kind einhergehen:

- Lithium (z. B. Hypnorex, Quilonum)
- Valproinsäure (Ergenyl, Orfiril)
- Carbamazepin (Tegretal, Timonil)
- niederpotente Neuroleptika (z. B. Prothazin, Eunerpan, Melleril)
- Benzodiazepine (z. B. Lorazepam, Diazepam)

Diese Medikamente sollten Sie zumindest in den ersten drei Schwangerschaftsmonaten nicht einnehmen.

Andere Substanzen, wie die neueren Antidepressiva (z. B. Fluoxetin, Cipramil, Paroxetin, Sertralin, Venlafaxin) können in den ersten drei Schwangerschaftsmonaten zwar auch zu Fehlbildungen führen, die jedoch meist keine lebenswichtigen Organe betreffen.

Eine Schwangerschaftsplanung ist also sehr wichtig. Ebenso notwendig ist eine individuelle Beratung bei Ihrem Arzt, Ihrer Ärztin, um zu klären, ob und gegebenenfalls welche Medikamente Sie nach Eintritt der Schwangerschaft nehmen sollten.

177 Was kann passieren, wenn ich die Medikamente absetze?

Das hängt von dem bisherigen Verlauf Ihrer Erkrankung ab. Wenn Sie bisher nur eine einzige Krankheitsepisode hatten, ist es durchaus vertretbar, die stimmungsstabilisierenden Medikamente während der Schwangerschaft abzusetzen.

Wenn Sie jedoch schon viele und schwere manische oder depressive Episoden hatten, dann kann das Absetzen der Medikamente zu einer neuen Episode während der Schwangerschaft bzw. unmittelbar danach führen. Sie wissen, wie sehr Ihr Leben von jeder depressiven oder manischen Episode beeinträchtigt wird; während der Schwangerschaft betrifft alles, was mit Ihnen passiert, auch Ihr Kind: Wenn Sie sich also nicht ausreichend ernähren, nicht genug schlafen, sich verausgaben, die Vorsorgeuntersuchungen nicht regelmäßig wahrnehmen oder sich mit traurigen Gedanken quälen, wirkt sich das ungünstig auf die Gesundheit Ihres Kindes aus.

Daher ist es wichtig, dass Sie so früh wie möglich mit Ihrem Arzt, Ihrer Ärztin ausführlich über diese Dinge sprechen. Er/sie wird Sie beraten und mit Ihnen zusammen die richtige Entscheidung treffen. Dabei müssen Sie wissen, dass keine Entscheidung vollkommen risikofrei sein kann.

178 Was tun bei morgendlichem Erbrechen?

Wenn Sie unter Schwangerschaftserbrechen leiden, kann es sein, dass Sie die Medikamente nicht gut aufnehmen und dadurch auch deren Wirksamkeit beeinträchtigt ist.

Besprechen Sie mit Ihrem Arzt, Ihrer Ärztin, die Medikamente zu anderen Zeiten einzunehmen. Es werden dann häufigere Blutspiegelkontrollen durchgeführt, um zu überprüfen, ob der medikamentöse Schutz ausreichend ist.

179 Schaden Lithium oder Antiepileptika dem ungeborenen Kind?

Lithium oder die Antiepileptika Carbamazepin, Valproinsäure oder Lamotrigin sorgen dafür, dass Sie keine oder seltener depressive und manische Episoden bekommen. Das ist wichtig für eine komplikationslose Schwangerschaft und Geburt. Andererseits gelangen alle Medikamente über die Plazenta auch in den Körper Ihres Kindes. Ihr Arzt, Ihre Ärztin muss also das Risiko abwägen, Ihnen die Medikamente weiter zu geben oder sie zu reduzieren bzw. langsam abzusetzen. Dazu ist es wichtig zu wissen, wie viele Krankheitsepisoden Sie in der Vergangenheit hatten und wie schwer ausgeprägt diese waren. Sie sollten außerdem regelmäßige Blutspiegelkontrollen Ihrer Medikamente durchführen lassen.

Lithium: Wenn Sie Lithium (z. B. Hypnorex, Quilonum) auch während der ersten drei Schwangerschaftsmonate eingenommen haben, dann sollten Sie ab der 16. Schwangerschaftswoche regelmäßige Ultraschalluntersuchungen des Herzens bei Ihrem Kind durchführen lassen. Lithium kann zu schweren Fehlbildungen des kindlichen Herzens führen; daher ist die Planung der Schwangerschaft wichtig, um Lithium gegebenenfalls absetzen zu können. Das Risiko von Fehlbildungen nach den ersten drei Schwangerschaftsmonaten ist gering.

Carbamazepin oder Valproinsäure: Wenn Sie während der ersten drei Schwangerschaftsmonate Carbamazepin (z. B. Tegretal, Timonil) oder Valproinsäure (z. B. Ergenyl, Orfiril) einnehmen, dann ist das Risiko erhöht, dass sich die Wirbelsäule und das Rückenmark Ihres Kindes nicht ausreichend entwickeln. Deswegen sollten auch diese Medikamente, wenn es der Krankheitsverlauf zulässt, in den ersten drei Schwangerschaftsmonaten abgesetzt werden.

Lamotrigin: In den ersten drei Schwangerschaftsmonaten eingenommen, kann Lamotrigin in 1,8 Prozent der Fälle zu Fehlbildungen der großen Organe des Kindes führen. Insgesamt können wir aber die Risiken von Lamotrigin in der Schwangerschaft noch nicht eindeutig beurteilen; es scheint jedoch sicherer zu sein als andere Antiepileptika.

Folsäure und Vitamin K einnehmen

Das Risiko von Fehlbildungen können Sie verringern, indem Sie sich vor und während der Schwangerschaft folsäurereich ernähren. Folsäure ist ein Vitamin, das vor allem in Milch, Blattgemüse und Käse enthalten ist. Folsäuretabletten bekommen Sie auch in der Apotheke. Außerdem sollte Ihr Arzt, Ihre Ärztin Ihnen ein bis zwei Monate vor der Geburt Vitamin K verschreiben, weil damit das Risiko von Blutgerinnungsstörungen beim Kind gesenkt werden kann.

180 Wie sieht es mit Neuroleptika, Antidepressiva oder Benzodiazepinen aus?

Auch bei der Einnahme dieser Medikamente muss Ihr Arzt, Ihre Ärztin abwägen, ob das Risiko, dass Sie ohne Medikamente erneut erkranken oder sich eine Krankheitsepisode verschlimmert, größer ist als das, Ihrem Kind durch die Medikamente zu schaden. Diese Entscheidung ist abhängig von Ihrem Krankheitsverlauf und Ihren aktuellen Symptomen.

Neuroleptika: Sogenannte typische Neuroleptika (z. B. Haldol, Ciatyl) sollten bei einer bipolaren Störung grundsätzlich nicht dauerhaft eingesetzt werden. In der Schwangerschaft gilt Haloperidol jedoch als recht sicheres Medikament. Mit Ciatyl kann es beim Kind zu Fehlbildungen der Gliedmaßen kommen.

Über die Risiken der neueren »atypischen« Neuroleptika (z. B. Zyprexa, Risperdal, Seroquel, Solian, Zeldox) für das ungeborene Kind ist wenig bekannt. Diese Substanzen sollten Sie in der Schwangerschaft vermeiden. In kleinen Studien wurde keine erhöhte Missbildungsrate bei der Behandlung mit Olanzapin (Zyprexa) beobachtet.

Manchmal werden Unruhezustände mit sogenannten niederpotenten Neuroleptika (z. B. Eunerpan, Melleril) behandelt. Diese Substanzen haben – trotz der Bezeichnung »niederpotent« – ein höheres Risiko für kindliche Fehlbildungen als die »hochpotenten« Substanzen. Deswegen sollten sie vor allem in den ersten drei Schwangerschaftsmonaten nicht verwendet werden.

Antidepressiva: Die »klassischen« Antidepressiva (z. B. Saroten, Hydiphen) können beim Kind nach der Geburt zu zahlreichen Nebenwirkungen und Entzugssymptomen führen.

Einige der neueren Substanzen (z. B. Fluctin, Seroxat, Cipramil, Zoloft, Trevilor) scheinen von der Wirkweise recht günstig: Es kann zwar zu seltenen Fehlbildungen kommen, die aber meist sogenannte »kleine Fehlbildungen« sind, z. B. Unterentwicklung der Fingernägel.

Wenn also eine antidepressive Therapie in den ersten Monaten der Schwangerschaft nicht vermieden werden kann, sollten dafür die neueren Substanzen genommen werden. Das muss aber Ihr Arzt, Ihre Ärztin entscheiden!

Nebenwirkungen und Entzugssymptome beim Kind

Wenn Sie kurz vor der Geburt noch Neuroleptika, Antidepressiva oder Benzodiazepine einnehmen, können bei Ihrem Kind die typischen Nebenwirkungen oder Entzugssymptome des jeweiligen Medikamentes auftreten.

Nebenwirkungen entstehen dadurch, dass die Leber und die Nieren, die ja normalerweise für den Abbau von Medikamenten zuständig sind, noch nicht richtig funktionieren. So können selbst geringste Konzentrationen, die im kindlichen Körper über die Plazenta ankommen, bereits zu Nebenwirkungen führen.

Entzugssymptome nach der Geburt entstehen dadurch, dass die Verbindung zum mütterlichen Blutkreislauf unterbrochen wird, das Kind keine Medikamente mehr aufnimmt und die Medikamentenkonzentration im kindlichen Körper abfällt. Das ist grundsätzlich kein Grund zur Besorgnis, denn die Symptome verschwinden nach einiger Zeit wieder vollständig. Sie müssen aber damit rechnen, dass es je nach Substanz bei Ihrem Kind zu Unruhe, Schlafstörungen, Trinkschwäche und anderen Symptomen kommen kann.

Benzodiazepine: Die Einnahme von Benzodiazepinen gegen Angst und Unruhe (z. B. Tavor, Planum, Faustan) in den ersten drei Schwangerschaftsmonaten kann beim Kind zu Fehlbildungen der Gliedmaßen oder des Mund-Kiefer-Bereiches führen. Es kommt dabei u. a. sehr auf die Dosis an sowie auf die Dauer der Einnahme. Auch hier gilt: Angst und Unruhe sollten vor allem in den ersten drei Schwangerschaftsmonaten möglichst ohne Medikamente behandelt werden. Danach ist die Gabe eines Benzodiazepins weniger risikobehaftet.

181 Wirkt sich die Schwangerschaft auf die Erkrankung aus?

Bei manchen Frauen mit einer bipolaren Störung bessert sich die Stimmung während der Schwangerschaft; sie fühlen sich ausgeglichener und leistungsfähiger als sonst. Das Risiko einer erneuten depressiven, seltener einer manischen Episode besteht jedoch weiterhin, vor allem, wenn Sie keinen medikamentösen Schutz haben.

Manische Episoden während der Schwangerschaft sind relativ selten, Depressionen können dagegen bei bis zu 40 Prozent aller Frauen mit einer bipolaren Erkrankung während der Schwangerschaft auftreten.

182 Was tun, wenn ich manisch oder depressiv werde?

Manchmal ist es schwierig, den Beginn einer depressiven Episode von normalen Veränderungen während der Schwangerschaft abzugrenzen. Auch viele gesunde schwangere Frauen sind müde, abgespannt, haben Appetit- und Antriebsstörungen oder ängstliche Gedanken. Sie müssen sich nicht gleich sorgen, wenn Sie diese Symptome bei sich feststellen.

Wenn die Beschwerden jedoch andauern, stärker werden oder wenn Sie vielleicht sogar Selbstmordgedanken oder quälende Schuldgefühle haben, dann sollten Sie sich sofort an Ihren Arzt, Ihre Ärztin wenden.

Es ist wichtig für Sie und Ihr Kind, dass Sie über Ihre Symptome sprechen und sie nicht aus Scham verheimlichen!

Die Früherkennung einer manischen Episode ist in der Schwangerschaft besonders wichtig, weil dadurch das Risiko verringert werden kann, dass Sie selbst bei fortschreitender Manie Ihren Zustand nicht mehr richtig einschätzen können und dadurch sich und Ihr Kind gefährden.

Gefährlich sind Manien immer dann, wenn Sie weniger als vier Stunden schlafen, wenn psychotische Symptome auftreten, die Erregung stark und die motorische Aktivität hoch ist; bedrohlich kann eine Gewichtabnahme durch Überaktivität sein. Falls Sie die Symptome der Manie nicht kennen, sollten Sie auf jeden Fall rechtzeitig mit Ihrem Arzt, Ihrer Ärztin darüber sprechen.

Wenn möglich, sollte auch eine Ihnen nahestehende Person über die Frühsymptome einer Manie und Depression informiert sein, um gegebenenfalls einen Arzttermin zu vereinbaren oder eine Klinikeinweisung in die Wege zu leiten.

183 Was sollte ich vor der Geburt beachten?

Suchen Sie sich rechtzeitig vor dem Geburtstermin eine geeignete Klinik, die möglichst auch eine Abteilung für Neugeborene hat. Teilen Sie dem Frauenarzt, der Frauenärztin dort mit, dass Sie eine bipolare Störung haben und welche Medikamente Sie einnehmen. Auch Ihr Psychiater, Ihre Psychiaterin sollte sich mit dieser Klinik in Verbindung setzen.

Da Sie vermutlich einige Ihrer Medikamente vor der Geburt etwas reduzieren müssen, ist es besser, wenn Sie in sicheren Händen sind und Ihr Befinden regelmäßig überwacht wird. Besprechen Sie mit Ihrem Arzt, Ihrer Ärztin, wann ein günstiger Zeitpunkt für Sie ist, in die Klinik zu gehen.

Wichtig: der richtige Kinderarzt
Suchen Sie sich rechtzeitig eine kinderärztliche Praxis, der Sie einen schriftlichen Befund Ihrer Krankengeschichte und der Medikamente zukommen lassen, denn es wird notwendig sein, dass Ihr Kind über die vorgeschriebenen Termine hinaus öfter untersucht wird.

184 Wird die Geburt bei mir anders verlaufen?

Wenn Sie zum Zeitpunkt der Geburt symptomfrei sind, wird diese bei Ihnen nicht anders ablaufen als bei anderen Frauen. Auch Sie haben die Wahl zwischen verschiedenen Möglichkeiten der Geburtsvorbereitung und verschiedenen Arten, Ihr Kind zur Welt zu bringen.

185 Was muss ich nach der Geburt beachten?

Die Zeit nach der Geburt (»Wochenbett«) ist für jede Frau mit hormonellen Umstellungen und der Gewöhnung an eine völlig neue Lebenssituation verbunden.

In den ersten drei Monaten nach der Geburt haben Frauen mit einer bipolaren Störung ein erhöhtes Risiko, eine manische oder depressive Episode zu bekommen. Dieses Risiko beträgt bis zu 40 Prozent, wenn Sie nicht spätestens nach der Geburt wieder eine Phasenprophylaxe (Vorbeugung gegen eine erneute Episode) mit einem Stimmungsstabilisierer durchführen. Durch die Vorbeugung können Sie das Risiko, im Wochenbett zu erkranken, auf unter zehn Prozent senken.

Sorgen Sie für Ihr seelisches Gleichgewicht!
Es ist wichtig, dass Sie während dieser Zeit genügend Unterstützung durch Ihren Partner oder andere Ihnen nahestehende Personen haben, damit Sie die Zeit mit Ihrem Kind genießen können. Sorgen Sie für ausreichenden Schlaf und für Ruhephasen, damit auch Ihre Seele im Gleichgewicht bleibt.

186 Wie erkennt man eine Wochenbettdepression?

Zwar haben Frauen mit bipolarer Störung in der Zeit nach der Geburt ein erhöhtes Erkrankungsrisiko, doch gibt es einige Veränderungen, die nicht gleich besorgniserregend sind.

Leichte depressive Verstimmungen in den ersten Tagen nach der Geburt haben häufig auch gesunde Frauen; diese hängen mit hormonellen Veränderungen zusammen. Typisch dafür sind Unausgeglichenheit, Reizbarkeit, Weinerlichkeit, Schlaf- und Appetitstörungen. Eine Behandlung ist nicht notwendig, da die Symptome meist nach zehn bis 14 Tagen von selbst wieder abklingen.

187 Was tun bei Wochenbettdepression?

Sollten die o. g. Beschwerden länger als 14 Tage anhalten, suchen Sie Ihren Arzt, Ihre Ärztin auf und sprechen Sie mit ihm/ihr darüber. Wahrscheinlich leiden Sie an einer Wochenbettdepression, die bei Frauen mit einer bipolaren Störung häufiger auftritt als bei gesunden Frauen.

Eine solche Depression müssen Sie fachärztlich behandeln lassen, denn nur wenn Sie gesund sind, können Sie sich so um Ihr Baby kümmern, wie es notwendig ist und Sie es sich wünschen. Denken Sie daran, dass die Ursachen für eine Depression im Wochenbett noch nicht vollständig geklärt sind. Sie bedeutet keinesfalls, dass Sie sich nicht über Ihr Baby freuen! Deswegen brauchen Sie auf gar keinen Fall Schuldgefühle Ihrem Kind oder Ihrem Partner gegenüber zu haben!

188 Was ist eine Wochenbettpsychose?

Frauen mit einer bipolaren Störung haben ein erhöhtes Risiko, an einer Wochenbettpsychose zu erkranken; dies ist eine seltene, aber schwere Erkrankung.

Die Symptome beginnen meistens zehn bis 14 Tage nach der Geburt und sind denen einer Manie sehr ähnlich. Entsprechend ist auch die Therapie der Wochenbettpsychose wie die einer manischen Episode. Sprechen Sie mit Ihrem Arzt, Ihrer Ärztin darüber, auf welche Frühsymptome Sie achten sollten, damit Sie oder Ihre Vertrauenspersonen den Beginn rechtzeitig erkennen können und frühzeitig eine Behandlung eingeleitet werden kann!

Das Risiko, dass Sie erneut an einer Wochenbettpsychose erkranken, wird unabhängig von der Zahl der Schwangerschaften mit 25 Prozent angegeben. Sollten Sie Schwestern haben, die nicht an einer bipolaren Störung erkrankt sind, so ist bei diesen das Risiko, eine Wochenbettpsychose zu bekommen, ebenfalls erhöht.

Was Angehörige beachten sollten

189 Weshalb sind Informationen wichtig?

Natürlich leidet vor allem die Person, die von der bipolaren Erkrankung betroffen ist, unter ihren Problemen. Doch auch für Sie als Angehörige, Freundinnen und Freunde kann die Krankheit belastend sein:

- Sie leiden mit dem/der bipolar Erkrankten und machen sich Sorgen um seine/ihre Zukunft.
- Sie werden auch in Ihrem eigenen Leben durch die extremen Emotionen des/der erkrankten Angehörigen eingeschränkt.
- Sie fragen sich, ob Sie mit verantwortlich sind für die Erkrankung (dies gilt besonders für Eltern und Ehepartner).
- Sie fühlen sich hilflos gegenüber dem Auf und Ab der Gefühle, der Stimmungen und den sich daraus entwickelnden Verhaltensweisen. Sie sind verunsichert und wissen nicht, wie Sie sich selbst verhalten sollen.

190 Wie kann ich in der Depression helfen?

Einfühlsamkeit, Geduld, Unterstützung und Zuversicht sind im Umgang mit depressiv erkrankten Menschen besonders wichtig. Depression hat nichts mit Willensschwäche oder Charaktermängeln zu tun. »Reiß dich zusammen« – solche Äußerungen bewirken eher, dass der/die Kranke noch tiefer in die Depression sinkt.

Es gibt keine »goldene Regel«, wie man alles richtig macht, doch wir haben die Erfahrung gemacht, dass die Beachtung der folgenden Hinweise dazu beitragen kann, schwierige Situationen zu bewältigen.

Depressiv: Zehn hilfreiche Regeln für Angehörige und Freunde

1. **Gespräche:** Helfen Sie Ihrem Angehörigen durch einfühlsame Gespräche zu erkennen, dass er zurzeit depressiv ist. Unterstützen Sie ihn dabei, den gegenwärtigen Zustand als eine vorübergehende Erkrankung zu akzeptieren.
2. **Zuhören:** Sprechen Sie mit ihm darüber, wie sich die gegenwärtige Depressivität auf sein Befinden, sein Erleben und Verhalten sowie auf seine Leistungsfähigkeit auswirkt. Ermutigen Sie ihn zu reden. Hören Sie geduldig zu. Sprechen Sie mit ihm darüber, dass er sich gegenwärtig weniger zumuten und abverlangen darf.
3. **Zuversicht vermitteln:** Machen Sie ihm Hoffnung und stärken Sie seine Zuversicht, wieder ganz gesund zu werden. Überfordern Sie ihn nicht, helfen Sie ihm bei der Tagesstrukturierung.
   Wer eine schwere Depression hat, lässt sich nicht davon »ablenken«. Machen Sie auf keinen Fall gut gemeinte, der »Aufmunterung« dienende große Unternehmungen, wie Urlaub oder Reisen. Wenn der Antrieb ausreicht, sind kleine, zeitlich begrenzte Aktivitäten sinnvoll. Allerdings trägt jede Überforderung dazu bei, dass der depressive Mensch sich noch unfähiger und minderwertiger fühlt.
4. **Gefühle:** Fragen Sie einfühlsam nach Ängsten, Schuld- und Minderwertigkeitsgefühlen, nach sorgenvollen und hoffnungslosen Gedanken.
5. **Suizidgedanken:** Ein besonders schwerwiegendes Problem für Betroffene und Angehörige sind die Selbsttötungsgedanken. Sobald diese einmal angesprochen sind, haben sie schon einen Teil ihrer Bedrohlichkeit verloren. Suizidgedanken dürfen nicht bagatellisiert werden. Bitte glauben Sie nicht, »wer davon spricht, tut es nicht«. Nehmen Sie Selbstmordgedanken unbedingt sehr ernst.
   Zeigen Sie Ihrem Angehörigen Ihre Betroffenheit. Sagen Sie ihm, welchen Verlust sein Tod für Sie bedeuten würde. Sie können dieses Thema auch selbst offen ansprechen. Wichtig ist hier der richtige Einstieg, etwa so: »Ich habe den Eindruck, dass es dir in letzter Zeit sehr schlecht geht, du wirkst so hoffnungslos und manchmal sieht es so aus, als würdest du alles als sinnlos empfinden. Denkst

du manchmal auch daran, dass du nicht mehr leben willst?« Wenn die andere Person diesen Gedanken bejaht, sollten Sie darauf bestehen, dass sie einen Arzt aufsucht.

6. **Entscheidungen abnehmen:** Helfen Sie Ihrem Angehörigen, Entscheidungen zu treffen. Depressiv erkrankte Menschen sind oft ambivalent und ratlos. Sie empfinden es oft als sehr erleichternd, wenn ihnen Entscheidungen abgenommen werden.
7. **Behandlung:** Sprechen Sie mit Ihrem Angehörigen über Möglichkeiten der Behandlung.
8. **Arztbesuch:** Unterstützen Sie ihn dabei, einen Arztbesuch in die Wege zu leiten. Helfen Sie ihm, die ärztlichen Verordnungen umzusetzen.
9. **Eigene Belastung erkennen:** Depressiv erkrankte Menschen sind manchmal reizbar und unmutig; ihr Pessimismus kann die gesamte Familie wie ein Sog herunterziehen. Familienangehörige sind dadurch oft einer sehr großen Belastung ausgesetzt. Eine stationäre Behandlung des Angehörigen kann die Familie entlasten.
10. **Selbst Hilfe suchen:** Die Depression kann den Partner, die Partnerin oder die Familie auch deshalb sehr in Mitleidenschaft ziehen, weil die Angehörigen aus falscher Scham es vermeiden, über das Problem zu sprechen. Suchen Sie das Gespräch mit Menschen Ihres Vertrauens, es wird Sie entlasten und auch Ihre Zuversicht stärken. Versuchen Sie sich aber auch abzugrenzen, denn auch Sie brauchen Ruhe- und Erholungszeiten. Es ist niemandem geholfen, wenn Sie sich überfordern und selbst krank werden.

Manisch: Zehn hilfreiche Regeln für Angehörige und Freunde

1. **Gespräche:** Sprechen Sie mit Ihrem Angehörigen über sein verändertes Verhalten während früherer manischer Episoden. Rufen Sie ihm Ereignisse in Erinnerung, die er in gesunden Phasen auch als problematisch angesehen hat.

2. **Problematisches Verhalten ansprechen:** Signalisieren Sie ihm auf eine verständnisvolle Weise, dass auch Sie unter seinem Verhalten leiden. Zeigen Sie unmissverständlich, dass Sie zu ihm stehen und dass Sie die aktuellen Probleme nicht als sein charakterliches Versagen empfinden.
3. **Chaos vermeiden:** Helfen Sie Ihrem Angehörigen, Chaos zu vermeiden und sich nicht durch überaktives und kurzschlüssiges Verhalten selbst zu schaden.
4. **Ablenkung vermeiden:** Versuchen Sie die Umgebung des/der Erkrankten so zu gestalten, dass wenig Ablenkungsmöglichkeiten bestehen. Vermeiden Sie Reize und Stimulationen jeder Art (Geräusche, Fernsehen, Musik, Anregungen, Unternehmungen etc.).
5. **Freundlich und sachlich bleiben:** Führen Sie möglichst kurze, freundliche und sachliche Gespräche. Vermeiden Sie dabei negative Gefühle wie Ärger oder Vorwürfe.
6. **Keine »Überzeugungsarbeit«:** Vermeiden Sie unnötige »Überzeugungsarbeit«, lassen Sie dem anderen seine unrealistischen Erwartungen und Pläne.
7. **Besonnen reagieren:** Reagieren Sie in aufgeladenen Situationen besonnen! Vermeiden Sie es, übermäßig spontan zu reagieren. Versuchen Sie, ein wenig Abstand zu der Situation zu bekommen.
8. **Gelassen bleiben:** Verhalten Sie sich auf keinen Fall autoritär oder bestimmend, machen Sie Ihrem Angehörigen keine Vorschriften. Lassen Sie sich nicht durch Beleidigungen kränken. Manische Menschen sind mit ihren Äußerungen manchmal sehr verletzend. Drücken Sie beide Augen zu! Bleiben Sie tolerant, möglichst gelassen und beharrlich freundlich.
9. **Behandlung:** Sprechen Sie mit Ihrem Angehörigen über Behandlungsmöglichkeiten und unterstützen Sie ihn, eine ärztliche Konsultation in die Wege zu leiten.
10. **Krisenplan:** Erstellen Sie in Zeiten, in denen Ihr Angehöriger normal gestimmt ist, gemeinsam einen Krisenplan, der genau festlegt, welche Maßnahmen im Fall einer beginnenden Manie getroffen werden sollen.

191 Was sollte ich während einer Manie beachten?

Eine Manie bedeutet nicht immer ansteckende Heiterkeit und grenzenlose Freude für alle Beteiligten. Oft belasten manische Patientinnen und Patienten ihre Umgebung sehr mit ihrem Aktivismus, ihrer Überdrehtheit, Ungebremstheit, Reizbarkeit und ihrem Missmut. Ein besonders großes Problem für Partner und Angehörige ist, dass die manischen Menschen keinerlei Krankheitsgefühl haben und wenig einsichtig sind. In Gesprächen mit Angehörigen thematisieren wir die folgenden Punkte besonders häufig.

Helfen Sie dem/der anderen durch einfühlsame Gespräche zu erkennen, dass sich sein/ihr Verhalten verändert hat, zum Beispiel in folgender Hinsicht:

- mehr Aktivitäten
- weniger Schlaf
- schnelleres und lauteres Sprechen
- mehr Ideen
- leichter ablenkbar
- häufiger Probleme mit anderen Menschen
- mehr Kontakte
- weniger vorsichtig und rücksichtsvoll
- mehr und unkontrollierte Geldausgaben
- schnelleres und riskanteres Autofahren

Reden Sie über diese Beispiele ruhig und sachlich, machen Sie keine Vorwürfe!

Anhand von Beispielen der veränderten eigenen Verhaltensweise kann ein manischer Patient am ehesten realisieren, dass etwas mit ihm nicht stimmt, dass sich erneut eine Manie entwickelt hat.

Hilfreiche Regeln finden Sie auf den Seiten 66 bis 167.

192 Wozu dienen Angehörigengruppen?

Ehe- oder Lebenspartner, Kinder oder Eltern können auch das Bedürfnis haben, sich einer Gruppe, in der sie Unterstützung erhalten, anzuschließen. Sie suchen den Austausch mit Menschen, die ähnliche Erfahrungen gemacht haben.

Bei der bipolaren Erkrankung ist die gesamte Familie mitbetroffen – Ehegatten, Partner, Kinder, Eltern, Geschwister – und oft bekommen auch Freunde und Angehörige, die nicht zum näheren Kreis der Familie gehören, mit, welche Auswirkungen die Krankheit haben kann.

Angehörige fragen sich oft voller Sorge, woher die Störung kommt und was sie selbst tun können, um die Situation für das erkrankte Familienmitglied zu bessern. Unsicherheit und auch Scham bestimmen nicht selten das Verhalten der Angehörigen und verhindern viel zu lange die gezielte Suche nach Hilfe. Es wird bei Weitem unterschätzt, welche Belastung eine bipolare Erkrankung für Partner, Kinder, Eltern und Geschwister bedeuten kann und wie verschiedenartig diese Belastungen sein können.

Unsere Erfahrungen zeigen, dass sich Familienangehörige oft bis an die Grenze ihrer eigenen psychischen und körperlichen Leistungsfähigkeit für ihre bipolar erkrankten Angehörigen einsetzen. Wenn Angehörige dauerhaft überfordert sind, selbst unter seelischer Erschöpfung leiden oder sogar krank werden, ist keinem geholfen. Für mitbetroffene Familienangehörige kann ein Erfahrungsaustausch sehr hilfreich sein, denn die Erfahrungen anderer Angehöriger entlasten und zeigen, wie man mit bipolar erkrankten Familienmitgliedern und Partnern leben kann.

Es ist wichtig, Menschen zu haben, bei denen man sich aussprechen kann, von denen man weiß, dass sie einen verstehen, und deren Rat einem deshalb besonders wertvoll ist, weil sie ein ähnliches Schicksal teilen. Um diesen Erfahrungsaustausch zu pflegen, sich über die bipolare Erkrankung zu informieren und sich kundig zu machen, wo und wie Hilfe zu erhalten ist, haben sich Angehörige psychisch kranker Menschen vielerorts in Selbsthilfegruppen organisiert. Auch die Selbsthilfegruppen von Angehörigen psychisch erkrankter Menschen arbeiten eigenständig und selbstorganisiert, ohne die Leitung von Fachleuten.

Hilfe für Angehörige

Der Bundesverband der Angehörigen psychisch Kranker (BApK) und die Landesverbände unterstützen die Angehörigen psychisch kranker Menschen durch Beratung und Vermittlung von Kontakten. Die Deutsche Gesellschaft für Bipolare Störungen e. V. – DGBS e. V. – hat es sich zum besonderen Anliegen gemacht, an der Seite des Bundesverbandes der Angehörigen psychisch Kranker speziell die Angehörigen und Freunde bipolar erkrankter Menschen zu unterstützen (siehe Service).

Betreuungsrecht, Vorsorgevollmacht und Zwangseinweisung

193 Was ist rechtliche Betreuung?

Die rechtliche Betreuung ist für Erwachsene gedacht, die ihre Angelegenheiten aufgrund einer psychischen Krankheit oder einer körperlichen, geistigen oder seelischen Behinderung ganz oder teilweise nicht mehr selbst erledigen können. Die Betroffenen erhalten hierzu einen Betreuer, eine Betreuerin als gesetzlichen Vertreter, dieser entscheidet und handelt in rechtlichen Fragen, die die Vermögens- und Personensorge betreffen (siehe Frage 194). Die Bestellung des Betreuers erfolgt durch das Vormundschaftsgericht, das bei jedem Amtsgericht eingerichtet ist. Auch wenn der Ehegatte, Kinder oder Eltern bereit sind, sich um die Angelegenheiten des Betroffenen zu kümmern, bedarf es trotzdem der Bestellung eines Betreuers.

194 Wozu dient eine Vorsorgevollmacht?

Eine Vorsorgevollmacht ist eine schriftliche Willenserklärung, mit der Sie einer anderen Person die Berechtigung erteilen, stellvertretend für Sie Entscheidungen zu fällen, die Sie selbst betreffen. Eine Vorsorgevollmacht ist insbesondere für Situationen von Nutzen, in denen Sie durch die Erkrankung in Ihrer Entscheidungsfähigkeit stark beeinträchtigt bzw. entscheidungsunfähig sind.

Die Vollmacht kann sich auf einen oder mehrere Bereiche Ihres Lebens beziehen, wie Gesundheitsfürsorge, Vermögensverwaltung oder Regelung des Aufenthaltsortes. Diese Vertretungsvollmacht sollten Sie nur an eine absolut vertrauenswürdige Person überantworten. Falls Sie niemanden finden, den Sie für wirklich geeignet halten, können Sie auch eine Betreuungsvollmacht erteilen, mit der eine von Ihnen bevollmächtigte Person durch das Vormundschaftsgericht kontrolliert bzw. beraten wird. Gerade bei akuten manischen bzw. depressiven Episoden kann es wichtig sein, dass eine Vertrauensperson mit dem

Arzt, der Ärztin Ihre Behandlungsvorstellungen, die Sie vielleicht in der betreffenden Situation aufgrund Ihrer schweren Symptome nicht entsprechend äußern können, bespricht.

195 Kann man gegen seinen Willen eingewiesen werden?

Jedes Bundesland in Deutschland hat ein eigenes Gesetz über die Hilfen und die Unterbringung bei psychischen Krankheiten (PsychKG). Ziel dieses Gesetzes ist es, die durch psychische Krankheiten entstehenden Gefahren für den Erkrankten selbst oder für andere Personen abzuwenden. Dies soll in erster Linie durch Hilfen erfolgen. Das Gesetz regelt allerdings auch, unter welchen Voraussetzungen die »Unterbringung« (»Zwangseinweisung«) in einem Krankenhaus gegen den Willen des psychisch erkrankten Menschen erfolgen darf.

Eine »Unterbringung« oder »Zwangseinweisung« bedeutet: Ein psychisch erkrankter Mensch wird gegen seinen erklärten Willen oder ohne seinen Willen nach diesem Gesetz durch ein Gericht in ein psychiatrisches Krankenhaus eingewiesen oder muss dort bleiben.

196 Wann erfolgt eine »Zwangseinweisung«?

Die Grenzen, innerhalb deren eine »Unterbringung« oder »Zwangseinweisung« nach dem PsychKG erfolgen darf, sind eng gesteckt; streng genommen gibt es nur zwei Begründungen für eine »Unterbringung« in einem psychiatrischen Krankenhaus:

1. die akute und erhebliche Eigengefährdung des betroffenen Menschen (z. B. akute Selbstmordgefahr);
2. die akute und erhebliche Fremdgefährdung, das heißt, von dem psychisch erkrankten Menschen muss eine akute und erhebliche Gefahr für andere Menschen oder für die öffentliche Ordnung und Sicherheit ausgehen.

- Eigen- und Fremdgefährdung sind wirklich nur dann hinreichende Begründungen für eine Unterbringung, wenn sie in der aktuellen Situation bestehen, wenn sie äußerst bedrohlich sind und absolut kein anderes Mittel der Hilfe verfügbar ist, die Gefährdungen abzuwenden.
- Allein die Behandlungsbedürftigkeit eines psychisch erkrankten Menschen rechtfertigt keine Unterbringung.
- Die Behandlung (z.B. mit Medikamenten) eines per Gerichtsbeschluss in einem psychiatrischen Krankenhaus untergebrachten erkrankten Menschen ist ohne dessen Einwilligung oder gegen seinen erklärten Willen gesetzlich nur zulässig, wenn sich die Behandlung auf die zur »Zwangseinweisung« führende Erkrankung (»Anlasskrankheit«) bezieht; behandelt werden dürfen in diesem Fall auch nur die akuten Symptome. Allerdings weichen die gesetzlichen Regelungen in den einzelnen Bundesländern voneinander ab. Grundsätzlich entscheidet jedoch immer ein Gericht, ob eine Behandlung ohne Zustimmung des Patienten zulässig ist.
- Zuständig für das eventuell zu einer Unterbringung führende Verfahren sind die Gesundheits- oder Ordnungsämter der Landkreise bzw. kreisfreien Städte. Kommt das zuständige Ordnungsamt nach Einholung eines ärztlichen Gutachtens zu dem Ergebnis, dass die Voraussetzungen einer Unterbringung vorliegen, beantragt es deren Anordnung beim zuständigen Amtsgericht.
- Eine »Unterbringung« kann nur dann erfolgen, wenn sie vom Gericht angeordnet wird; ohne Gerichtsbeschluss ist sie nicht möglich. Grundsätzlich wird ein Patient in dem Krankenhaus untergebracht, das für die Pflichtversorgung des Ortes zuständig ist, in dem er seinen gewöhnlichen Wohnsitz hat.
- Jeder untergebrachte Mensch hat das Recht, sich in dem Unterbringungsverfahren durch einen Rechtsanwalt, eine Rechtsanwältin seiner Wahl vertreten und unterstützen zu lassen. Die Anwaltskosten trägt in jedem Fall die Staatskasse.

Verantwortlicher Umgang

Für die betroffenen Menschen ist eine »Unterbringung«, eine »Zwangseinweisung« oft vor allem deshalb eine schlimme, äußerst belastende oder sogar bedrohliche Maßnahme, weil sie gegen den eigenen Willen und teilweise sogar – wie der Name schon sagt – unter Zwang erfolgt. Gesetzgeber und alle am Verfahren Beteiligten müssen deshalb dafür sorgen, dass Unterbringungen mit einem Höchstmaß an Transparenz und Verantwortlichkeit erfolgen.

197 Wie kann ich eine »Zwangseinweisung« verhindern?

Rückfallvorbeugung und sofortiges Reagieren, wenn Frühwarnzeichen auftreten, können Unterbringungen in einem psychiatrischen Krankenhaus am wirksamsten vermeiden.

- Nehmen Sie regelmäßig die rückfallvorbeugenden Medikamente.
- Konsultieren Sie Ihren Arzt, Ihre Ärztin in regelmäßigen Abständen.
- Passen Sie Ihre Lebensweise an, um Rückfallrisiken zu minimieren.
- Achten Sie auf Frühwarnzeichen Ihrer Erkrankung.
- Suchen Sie unverzüglich Ihren Arzt, Ihre Ärztin auf, sobald Frühwarnzeichen auftreten. Sprechen Sie mit Menschen Ihres Vertrauens darüber.
- Erstellen Sie in Zeiten, in denen Sie gesund sind, mit Ihrem Arzt, Ihrer Ärztin und mit Menschen Ihres Vertrauens einen Krisenplan. Darin sollten Sie alle Maßnahmen schriftlich festhalten, die im Krisenfall zu ergreifen sind (wer tut was zu welcher Zeit).

Es ist wirklich am besten, wenn ein Mensch, zu dem Sie Vertrauen haben, den Krisenplan kennt. Diese Person sollten Sie ermächtigen, dann, wenn Sie vielleicht selbst nicht mehr dazu in der Lage sind, alle notwendigen Maßnahmen in Ihrem Sinn in die Wege zu leiten (Arzt, Ärztin anrufen, Krankenhaus auswählen, Krankmeldung, Versorgung der Familie bzw. des Haushaltes etc.).

Sozialrechtliche Informationen

198 Mit wem sollte ich offen sprechen?

»Geteiltes Leid ist halbes Leid« – deshalb sollten Sie mit Menschen Ihres Vertrauens über Ihre gesundheitlichen Probleme sprechen. Denken Sie zuerst an Ihre nächsten Angehörigen; in den meisten Fällen ist es ratsam, mit ihnen über die psychische Erkrankung zu sprechen, über Symptome, Rückfallrisiken, Behandlungsmaßnahmen. Verständnis, Zuspruch und Unterstützung können für Sie sehr hilfreich sein.

In unserer Arbeit machen wir immer wieder die Erfahrung, dass für die meisten bipolar erkrankten Menschen Partner, Kinder, Eltern, Geschwister und gute alte Freundinnen und Freunde der sicherste Rückhalt sind. Sprechen Sie aber auch mit einem Arzt bzw. einer Ärztin Ihres Vertrauens. Suchen Sie sich einen Arzt für Psychiatrie und Psychotherapie, dem Sie sich anvertrauen und den sie langfristig regelmäßig konsultieren.

Noch immer gibt es viele Vorurteile gegen psychisch kranke Menschen, die oft ausgegrenzt und benachteiligt werden. Es kursieren vollkommen unsinnige Vorstellungen über psychische Erkrankungen, die noch immer von vielen mit »Verrücktsein« gleichgesetzt werden. Seien Sie deshalb vorsichtig mit Informationen z. B. gegenüber Arbeitskolleginnen und -kollegen sowie Vorgesetzten! Zurückhaltung hinsichtlich Ihre Erkrankung ist hier eher angebracht als zu viel Vertrauen.

Insgesamt bessert sich die Situation durch Aufklärung zwar stetig, doch sollten Sie trotzdem sehr genau überlegen, wem Sie von Ihrer Krankheit erzählen.

199 Wann muss ich meinen Arbeitgeber informieren?

Wenn Sie Ihre Erkrankung durch rückfallverhütende Maßnahmen gut unter Kontrolle haben, sind Sie nicht verpflichtet, von einer früheren Depression oder Manie zu erzählen! Ausgeheilte oder gut kontrollierte Krankheiten wirken sich nicht auf die Arbeitsleistung aus und spielen für Arbeitgeber deshalb keine Rolle.

Bewerbungsgespräch
Wird bei einem Bewerbungsgespräch ausdrücklich nach früheren Krankheiten gefragt, dürfen Sie rein rechtlich die Auskunft verweigern. Bedenken Sie aber, dass aus der nicht beantworteten Frage wahrscheinlich geschlossen wird, dass Sie eine Krankheit verheimlichen.

Sind nach Einschätzung Ihres Arztes weitere Krankheitsepisoden in kürzeren Abständen möglich oder zu erwarten, müssen Sie, wenn der Arbeitgeber nach Krankheiten fragt, Auskunft geben. Falls Sie Zweifel über Ihre Auskunftspflicht haben, sollten Sie sich mit Ihrem Arzt, Ihrer Ärztin oder einem Arbeitsrechtler beraten.

200 Wo findet man Beratung und Unterstützung?

- Wenden Sie sich vertrauensvoll an Ihren Hausarzt, Ihre Hausärztin oder einen Arzt für Psychiatrie und Psychotherapie.
- Zu den Landratsämtern bzw. Stadtverwaltungen kreisfreier Städte gehören Gesundheitsämter; diesen sind Sozialpsychiatrische Dienste angeschlossen, bei denen Sie sich Rat und Unterstützung holen können.
- Hilfe erhalten Sie auch bei Kontakt- und Beratungsstellen der Wohlfahrtsverbände (Innere Mission, Caritas, Volkssolidarität, Deutsches Rotes Kreuz etc.).

- In vielen Regionen Deutschlands gibt es bereits Selbsthilfegruppen bipolar erkrankter Menschen.
- Natürlich gibt es auch Internetseiten für Betroffene und ihre Angehörigen, auf denen teilweise sehr ausführlich über die Erkrankung informiert wird. Sehr hilfreich und informativ ist das Diskussionsforum unter (www.bipolar-forum.de). Betroffene, Partner, Angehörige, Freunde und Interessenten haben hier die Möglichkeit, Erfahrungen im Umgang mit der Erkrankung auszutauschen.
- Bipolaris e. V. (www.bipolaris.de) ist ein großer Verbund von Selbsthilfegruppen mit Sitz in Berlin. Auf der Internetseite von Bipolaris werden Sie umfassend informiert.

201 Kann die Erkrankung ein Kündigungsgrund sein?

Grundsätzlich darf Ihnen wegen einer Krankheit nicht gekündigt werden. Wenn Sie durch die bipolare Erkrankung Ihre berufliche Tätigkeit nicht mehr ausüben können, muss der Arbeitgeber zunächst versuchen, Sie innerhalb des Betriebes so einzusetzen, dass die Krankheit nicht stört. Schlägt eine solche Maßnahme fehl, darf Ihnen gekündigt werden.

Wenn deutlich wird, dass Sie nichts unternehmen, um die Krankheit unter Kontrolle zu bringen und Ihre Arbeitsfähigkeit zu erhalten bzw. wiederherzustellen, gefährden Sie Ihren Arbeitsplatz.

202 Wann ist Auto- oder Motorradfahren untersagt?

Die Bundesanstalt für Straßenwesen lässt von einer Expertenkommission regelmäßig Leitlinien zur Begutachtung der Kraftfahrzeugeignung erarbeiten. Darin ist z. B. geregelt, dass grundsätzlich jeder einzelne Fall medizinisch und psychologisch zu prüfen ist. Bei der Prüfung werden sowohl die Bedürfnisse des/der Einzelnen zur Teilnahme am motorisierten Straßenverkehr als auch die Interessen der Allgemeinheit an der Sicherheit berücksichtigt. Dabei wird davon ausgegangen, dass jemand ein Kfz dann nicht sicher führen kann, wenn aufgrund seines körperlichen oder psychischen Zustandes eine Verkehrsgefährdung zu erwarten ist, z. B. wenn

- das Leistungsniveau nicht mehr stabil ist und Belastungssituationen nicht beherrscht werden,
- die Gefahr plötzlichen Versagens der körperlichen oder psychischen Leistungsfähigkeit zu erwarten ist,
- durch charakterliche Mängel oder durch eine psychische Krankheit die begründete Gefahr besteht, dass Regeln im Straßenverkehr nicht eingehalten werden und das Verhalten nicht sicherheitsgerecht ist.

Leitlinien der Bundesanstalt für Straßenwesen – Auszug

»Bei jeder sehr schweren Depression, die z. B. mit depressiv-wahnhaften, depressivstuporösen Symptomen oder mit akuter Suizidalität einhergeht, und bei allen manischen Phasen sind die für das Kraftfahren notwendigen psychischen Fähigkeiten so erheblich herabgesetzt, dass ein ernsthaftes Risiko des verkehrswidrigen Verhaltens besteht. Nach Abklingen der manischen Phase und wenn die relevanten Symptome einer sehr schweren Depression nicht mehr vorhanden sind und – ggf. unter regelmäßig kontrollierter medikamentöser Prävention – mit ihrem Wiederauftreten nicht mehr gerechnet werden muss, ist in der Regel von einem angepassten Verhalten bei Teilnahme am Straßenverkehr mit einem Kraftfahrzeug auszugehen.

Auswirkungen der antidepressiven Pharmakotherapie sind zu berücksichtigen, insbesondere in den ersten Tagen nach rascher Dosissteigerung. Wenn mehrere manische oder sehr schwere depressive Phasen mit kurzen Intervallen eingetreten waren und deshalb der weitere Verlauf nicht absehbar ist (besonders wenn keine Phasenprophylaxe erfolgt), ist nicht von einem angepassten Verhalten bei Teilnahme am Straßenverkehr mit einem Kraftfahrzeug auszugehen, auch wenn zurzeit keine Störungen nachweisbar sind.«

203 Wann ist das Fahren wieder erlaubt?

Von einem »angepassten Verhalten«, das im Straßenverkehr nicht zu Gefährdungen führt, kann erst dann wieder ausgegangen werden, wenn die Aktivität Ihrer Krankheit durch eine medikamentöse Prävention geringer geworden ist: wenn die Krankheit also kontrolliert wird und bipolare Episoden nicht mehr in kurzen Intervallen eintreten. Dieses müssen Sie durch regelmäßige Konsultationen eines Psychiaters, einer Psychiaterin belegen.

204 Wie wirkt sich Alkoholkonsum aus?

Alkohol und die Teilnahme am Straßenverkehr sind nicht miteinander vereinbar. Regelmäßiger Alkoholkonsum wirkt sich zudem extrem ungünstig auf den Verlauf einer bipolaren Erkrankung aus. Es ist dann nahezu unmöglich, die Krankheit zu kontrollieren.

Wenn Ihre Fahreignung einmal infrage gestellt worden ist, haben Sie bei regelmäßigem Alkoholkonsum keine Chance, diese wieder zuerkannt zu bekommen.

205 Was sollte ich tun, um meine Fahreignung zu erhalten?

Während bipolarer Krankheitsepisoden sollten Sie auf gar keinen Fall ein Kraftfahrzeug führen! Wenn Sie an einer mittelschweren oder schweren Depression, einer Hypomanie, Manie oder einem manisch-depressiven Mischzustand erkrankt sind, ist Ihr psychisches Leistungsniveau nicht stabil genug. Ihre Aufmerksamkeit und Ihre Belastbarkeit sind zu gering, die im Straßenverkehr notwendigen motorischen Reaktionen setzen zu spät ein, sind unsicher oder der Situation nicht angemessen. Sie können die Verkehrslage nicht so sorgfältig und besonnen einschätzen, wie es erforderlich wäre. Lassen Sie deshalb während der Akutbehandlungs- und Stabilisierungsphase Ihr Fahrzeug stehen.

Zeigen Sie sich verantwortungsbewusst!
Wenn Sie während der akuten Krankheitsepisode auf die Teilnahme am Straßenverkehr verzichten, zeigen Sie damit Ihr kritisches Gefahrenbewusstsein und verantwortungsbewusstes Handeln. Man wird Ihre Fahreignung dann nicht infrage stellen. Auch wenn Sie nach den abgeklungenen Episoden regelmäßig Ihren Psychiater, Ihre Psychiaterin aufsuchen und rückfallverhütende Medikamente einnehmen, handeln Sie genau richtig.

206 Schränken die Medikamente meine Fahrtüchtigkeit ein?

Die verordneten Medikamente können je nach Dosierung Ihre Fahrtüchtigkeit beeinträchtigen. Ihr Arzt, Ihre Ärztin ist in jedem Fall verpflichtet, Sie über etwaige Einschränkungen Ihrer Verkehrstüchtigkeit aufzuklären. Fragen Sie ggf. ausdrücklich nach. Denken Sie daran, dass Sie während akuter Behandlungsphasen und unmittelbar danach noch nicht fahrtüchtig sind.

207 Was ist bei der Berufsausbildung zu beachten?

Junge Menschen mit einer bipolaren Erkrankung sollten ihren Beruf entsprechend ihrer Neigung wählen. Selbstverständlich ist auch ein Studium möglich. Sie sollten auch im Hinblick auf Ausbildung und Berufsausübung von Anfang an sehr verantwortlich mit ihrer Erkrankung umgehen. Deshalb empfehlen wir jungen Menschen, bei denen die Diagnose einer bipolaren Erkrankung sicher oder sehr wahrscheinlich ist (z. B. bei familiärer Krankheitsbelastung), frühzeitig eine psychotherapeutische und medikamentöse rückfallverhütende Therapie. Gemeinsames Ziel sollte sein zu verhindern, dass eine Berufsausbildung wegen erneuter Krankheitsepisoden unterbrochen oder abgebrochen werden muss.

Wenn Sie sich verantwortungsbewusst verhalten, gut mit Ihrem Arzt, Ihrer Ärztin kooperieren und sich um eine Rückfallverhütung kümmern, lassen sich bipolare Erkrankungen und Berufsausbildung bzw. -tätigkeit gut miteinander vereinbaren.

208 Wann ist man schwerbehindert?

Fragen der (Schwer-)Behinderung sind im Schwerbehindertengesetz geregelt und werden vom Versorgungsamt bearbeitet. Wenn bei einem bipolar erkrankten Menschen trotz rückfallverhütender medikamentöser Behandlung und Psychotherapie jährlich mindestens eine Krankheitsepisode von mehrwöchiger Dauer auftritt und es auch nach Abklingen der akuten Symptomatik weitere Beeinträchtigungen gibt, sollte nach Beratung mit dem behandelnden Psychiater, der Psychiaterin die Frage der Schwerbehinderung geprüft werden.

Dazu stellen Sie beim Versorgungsamt einen Antrag auf Ausstellung eines Schwerbehindertenausweises. Das Versorgungsamt gibt ein ärztliches Gutachten in Auftrag, in dem nach eingehender Untersuchung Ihr Grad der Behinderung festgestellt wird.

Definition der Schwerbehinderung

Schwerbehinderung bedeutet, dass der Grad der Behinderung nicht nur vorübergehend mindestens 50 Prozent beträgt. Legt das Versorgungsamt den Grad Ihrer Behinderung auf mindestens 30 Prozent fest und bekommen Sie ohne Gleichstellung mit Schwerbehinderten keinen Arbeitsplatz, können Sie ebenfalls als schwerbehindert gelten.

209 Welche Vorteile hat ein Schwerbehindertenausweis?

Betriebe mit mehr als 16 Beschäftigten müssen sechs Prozent ihrer Arbeitsplätze mit Schwerbehinderten besetzen oder für jeden nicht entsprechend besetzten Arbeitsplatz eine Abgabe zahlen. Insofern kann es für Arbeitgeber interessant sein Schwerbehinderte einzustellen. Viele Arbeitgeber ziehen jedoch vor, die Abgabe zu zahlen.

Schwerbehinderte erhalten sechs Tage Zusatzurlaub, haben Anspruch auf unentgeltliche Beförderung mit öffentlichen Verkehrsmitteln, außerdem werden ihnen Steuervergünstigungen gewährt. Schwerbehinderte Menschen genießen einen besonderen Kündigungsschutz. In größeren Betrieben gibt es Beauftragte, die ihre Interessen vertreten.

210 Was ist bei der Krankenversicherung zu beachten?

Gesetzliche Krankenversicherungen sind für alle Bürgerinnen und Bürger offen. Die Versicherungsleistung wird ohne Einschränkungen erbracht. Bei einer bipolaren Erkrankung erheben gesetzliche Krankenversicherungen keinen Risikozuschlag.

Private Krankenversicherungen dagegen zahlen nur bei Krankheiten, die erst nach dem Abschluss der Versicherung auftreten. Für bereits bestehende Erkrankungen erhöht sich die Versicherungsprämie. Ein erheblicher Ermessensspielraum besteht darin, den Risikozuschlag für bestehende Leiden sachgerecht zu ermitteln. Üblicherweise liegt er zwischen 30 und 80 Prozent des Normalbeitrages. In jedem Fall sollten Sie Ihren Arzt, Ihre Ärztin für Psychiatrie und Psychotherapie bitten, die Schwere Ihre Erkrankung einzuschätzen, um anhand dessen den Risikozuschlag zu bemessen. Wenn sich Ihre Erkrankung bessert, sollte das dazu führen, dass Ihr Risikozuschlag bei der Versicherung gestrichen oder vermindert wird.

Krankheit nicht verschweigen

Für Privatversicherte ist es nicht ratsam, eine bipolare Erkrankung zu verschweigen, denn die Versicherung braucht dann die Leistung nicht zu erbringen und kann den Vertrag mit sofortiger Wirkung kündigen. Wenn Ihre Erkrankung erst nach Abschluss des Vertrages aufgetreten ist, dürfen weder Risikozuschläge erhoben werden noch darf die Krankheit vom Versicherungsschutz ausgeschlossen werden.

211 Was muss ich bei einer Lebensversicherung beachten?

Beim Abschluss einer Lebensversicherung müssen Sie Ihre Erkrankung unbedingt angeben! Lebensversicherungen zahlen im Todesfall oder nach Ablauf einer bestimmten Zeit bzw. bei Erreichen eines bestimmten Lebensalters. Das Sterblichkeitsrisiko bestimmt die Höhe der regelmäßig (üblicherweise monatlich) zu zahlenden Versicherungsprämie. Werden Risikofaktoren, die die Sterblichkeit beeinflussen können (z. B. eine bipolare Erkrankung), verschwiegen, braucht der Versicherer im Todesfall nicht zu zahlen.

Tritt eine bipolare Erkrankung später, während eines laufenden Versicherungsvertrages auf, darf der Versicherer die Prämie nicht erhöhen und muss in jedem Fall die Versicherungsleistung erbringen.

212 Wie hilft die Deutsche Gesellschaft für Bipolare Störungen?

Die Deutsche Gesellschaft für Bipolare Störungen (DGBS e.V.) wurde 1999 als gemeinnütziger Verein ins Leben gerufen, um den Erfahrungsaustausch zwischen bipolar erkrankten Menschen, deren Angehörigen sowie professionell im Gesundheitswesen Tätigen zu fördern. Hauptanliegen des Vereins ist die frühzeitige Diagnose und wirksame Therapie für Betroffene, um den Verlauf der Erkrankung deutlich zu verbessern. Die DGBS unterstützt Selbsthilfe- und Angehörigengruppen. Sie setzt sich in der gesundheitspolitischen Diskussion für die Belange bipolar erkrankter Menschen ein und fördert die Forschung und Lehre auf diesem Gebiet.

Mitglieder sind in erster Linie bipolar erkrankte Menschen und deren Angehörige und gleichermaßen Ärzte, Psychologen, Sozialarbeiter, Krankenpflegemitarbeiter sowie andere professionell auf diesem Gebiet Tätige. Der Verein gibt Materialien heraus, mit denen Betroffene, deren Familien sowie die Öffentlichkeit über die Erkrankung informiert werden sollen. Die Arbeit der DGBS e.V. wird durch die finanzielle Unterstützung der Mitglieder und durch Spenden ermöglicht. Besuchen Sie die DGBS auf ihrer Homepage: (www.dgbs.de). Es lohnt sich!

Anhang

Bücher zum Weiterlesen

Ratgeber für Betroffene und Angehörige:

BApK/Familienselbsthilfe: **Mit psychisch Kranken leben.** Rat und Hilfe für Angehörige. Bonn: Balance Buch + Medien; 2007

Bock T: **Achterbahn der Gefühle.** Mit Manie und Depression leben lernen. Bonn: Balance Buch + Medien; 2007

Eink M, Haltenhof H: **Basiswissen: Umgang mit suizidgefährdeten Menschen.** Köln: Psychiatrie-Verlag; 2007

Greil W, Giersch D: **Stimmungsstabilisierende Therapien bei manisch-depressiven (bipolaren) Erkrankungen.** Ein Fachbuch für Betroffene, Angehörige und Therapeuten. Stuttgart: Thieme; 2006

Ramirez Basco M: **Manie und Depression: Selbsthilfe bei bipolaren Störungen.** Bonn: Balance Buch + Medien; 2007

Von der DGBS e. V. herausgegebene Ratgeber:

Bräunig P, Wagner P: **Zwischen den Polen von Manie und Depression – Psychoedukation bei bipolarer Erkrankung.** Ein Wegweiser für Betroffene und Angehörige. Norderstedt: BOD; 2003

Bräunig P, Krüger S, Rosbander Y: **Kinder bipolar erkrankter Eltern.** Norderstedt: BOD; 2005

Geislinger R, Grunze H: **Bipolare Störungen (manisch-depressive Erkrankungen).** Ratgeber für Betroffene und Angehörige. Norderstedt: BOD; 2005

Schäfer U, Bauer M: **Stimmungsschwankungen bei Kindern und Jugendlichen.** Ratgeber für Eltern und Erzieher. Norderstedt: BOD; 2009

Unter (www.dgbs.de/ratgeber.php) finden Sie noch weitere DGBS-Schriften und Buchempfehlungen.

Zur psychoedukativen Behandlung bipolarer Erkrankungen:

Wagner P, Bräunig P: **Psychoedukation bei bipolaren Störungen.** Ein Therapiemanual für Gruppen. Stuttgart: Schattauer; 2004

Bücher von Betroffenen:

Keßler N: **Manie-Feste – Frauen zwischen Rausch und Depression.** Drei Erfahrungsberichte. Bonn: Psychiatrie Verlag, Edition Balance; 1995

Redfield Jamison K: **Meine ruhelose Seele.** Die Geschichte einer manischen Depression. München: Goldmann; 1999

Adressen und Internetseiten

Deutsche Gesellschaft für Bipolare Störungen (DGBS e. V.)
Postfach 90 23 02
21057 Hamburg
Tel. 0 40/85 40 88 83
Fax 0 40/85 40 88 84
info@dgbs.de
www.dgbs.de

Bundesverband Psychiatrie-Erfahrener e. V.
Wittener Str. 87
44789 Bochum
Tel. 02 34/68 70 55 52
Fax 02 34/6 40 51 03
kontakt-info@bpe-online.de
www.bpe-online.de

Horizonte e. V.
Verein zur Förderung affektiv Erkrankter
Bezirkskrankenhaus Haar
Postfach 11 11
85529 Haar
hotline@verein-horizonte.de
www.verein-horizonte.de

BapK – Bundesverband der Angehörigen psychisch Kranker e. V.
Oppelner Straße 130
53119 Bonn
Tel. 02 28/63 26 46
Fax 02 28/65 80 63
bapk@psychiatrie.de
www.bapk.de

Bundesarbeitsgemeinschaft SELBSTHILFE e. V.
Kirchfeldstr. 149
40215 Düsseldorf
Tel. 02 11/31 00 60
Fax 02 11/3 10 06 48
www.bag-selbsthilfe.de

bipolaris e. V.
Tegeler Weg 4
10589 Berlin
Tel. 030/91 70 80 02
Fax 030/89 37 22 61
bipolaris@bipolaris.de
www.bipolaris.de

Deutsche Arbeitsgemeinschaft Selbsthilfegruppen e. V. (DAG SHG e. V.)
Friedrichstr. 33
35392 Gießen
Tel. 06 41/9 94 56 12
www.dag-shg.de

Nationale Kontakt- und Informationsstelle zur Anregung und Unterstützung von Selbsthilfegruppen (NAKOS)
Wilmersdorfer Str. 39
10627 Berlin
Tel. 0 30/31 01 89 60
Fax 0 30/31 01 89 70
selbsthilfe@nakos.de
www.nakos.de

Unter www.bipolar-forum.de befindet sich ein Selbsthilfeforum zum Erfahrungsaustausch über bipolare Störungen für bipolar Erfahrene, Angehörige und Interessierte.

Unter dgbs.de/selbsthilfe finden Sie eine Übersicht und direkte Verlinkung von Selbsthilfegruppen für Betroffene sortiert nach Postleitzahlen.

Wenn Sie dort nicht fündig werden sollten, können Sie sich an die unabhängigen Kontakt- und Informationsstellen für Selbsthilfegruppen (K.I.S.S.) in Ihrer Nähe wenden. Sie arbeiten regional und lokal, um Betroffenen und Angehörigen vor Ort Hilfe und Unterstützung anzubieten.

K.I.S.S.-Stellen in Ihrer Nähe finden Sie unter: www.nakos.de.

Unter www.dgbs.de/service/adressen/wissenschaft gelangen Sie zu einer Liste und direkter Verlinkung wissenschaftlicher Gesellschaften.

Eine interdisziplinäre Plattform für Fachleute, Patienten und Angehörige zum Thema Psychiatrie und Psychotherapie bietet: www.psychiatriegespraech.de.

Österreich

Die ÖGBE ist die österreichische Gesellschaft für bipolare Erkrankungen und stellt ein Forum rund um diesen Themenkreis für Betroffene, Angehörige, Interessierte und alle damit befassten Berufsgruppen dar.

Österreichische Gesellschaft für Bipolare Erkrankungen (ÖGBE)
Peischingerstraße 19
A-2620 Neunkirchen
www.oegbe.at

Das Forum Bipolar in Österreich ist ein Informations-, Diskussions- und Kontaktforum für Menschen mit bipolarer Erkrankung, deren Freunde und Angehörige und für an dieser Erkrankung interessierte Ärzte, Psychotherapeuten und Vertreter anderer medizinischer Berufe.

kontakt@bipolar.at
www.bipolar.at

Österreichischer Dachverband der Vereine und Gesellschaften für psychische und soziale Gesundheit:

Pro mente Austria
Johann-Konrad-Vogel-Straße 13
A-4020 Linz
Tel. 0043/0732/785397
Fax 0043/0732/785447
office@promenteaustria.at
www.promenteaustria.at

HPE Österreich
Hilfe für Angehörige und Freunde psychisch Erkrankter
Bernhardgasse 36/14
A-1070 Wien
Tel. 0043/01/5264202
office@hpe.at
www.hpe.at

Österreichische Gesellschaft für Psychiatrie und Psychotherapie
Baumgartner Höhe 1
A-1145 Wien
Tel. 0043/01/91 06 01 13 11
Fax 0043/01/91 06 01 13 19
sylvia.blebann@aon.at
www.oegpp.at

Schweiz

EQUILIBRIUM – Verein zur Bewältigung von Depressionen
Tel. 08 48/14 31 44
info@depressionen.ch
www.depressionen.ch

Austauschplattform für Betroffene, mit Forum und Chat:
www.depri.ch

Schweizerische Gesellschaft für Psychiatrie und Psychotherapie (SGGP)
Postgasse 17
Postfach 686
CH-3000 Bern 8
Tel. 0041/0 31/3 13 88 33
Fax 0041/0 31/3 13 88 99
sgpp@psychiatrie.ch
www.psychiatrie.ch

Von einem Betroffenen gegründetes Informationsportal für bipolare Störungen:
www.forum-humanum.ch

Arbeitsmaterialien

Ersterkrankungsalter: .... Jahre

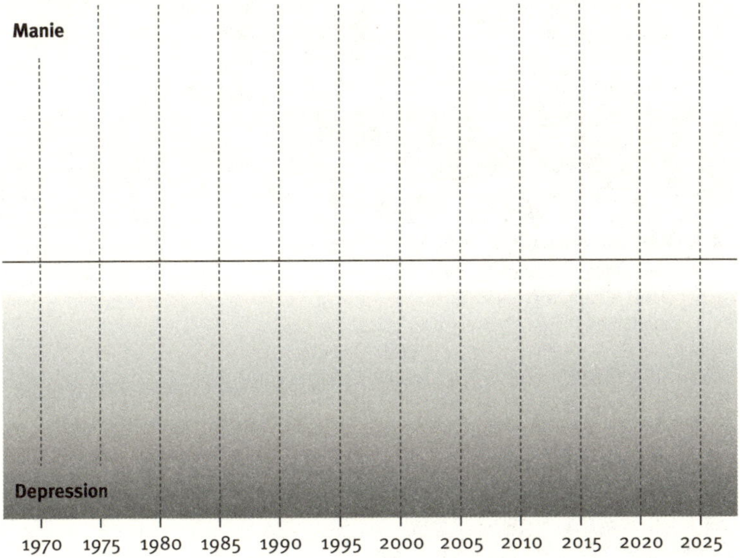

Krisenplan Manie

1. Meine wichtigsten Frühwarnzeichen:	1.	
	2.	
	3.	
	4.	
	5.	
2. Kontakt aufnehmen zu	(Name:)	(Telefon:)
a.) jemandem, der mich ernst nimmt, aber selbst nicht nervös wird	....	....
	....	....
	....	....
b.) meinem behandelnden Arzt bzw. meiner Klinik	....	....
	....	....
3. Für Entlastung sorgen: (z. B. Ruhe gönnen)	....	
	....	
	....	
4. Schutzmaßnahmen ergreifen:	....	
	....	
	....	
	....	
	....	

Krisenplan Depression

1. Meine wichtigsten Frühwarnzeichen:	1.	
	2.	
	3.	
	4.	
	5.	
2. Kontakt aufnehmen zu	(Name:)	(Telefon:)
a.) jemandem, der mich ernst nimmt, aber selbst nicht nervös wird	....	....
	....	....
	....	....
b.) meinem behandelnden Arzt bzw. meiner Klinik	....	....
	....	....
3. Für Entlastung sorgen: (z. B. Dinge unternehmen, die noch Spaß machen)	....	
	....	
	....	
4. Schutzmaßnahmen ergreifen:	....	
	....	
	....	
	....	
	....	

Mein tägliches Stimmungsprotokoll

Bitte schätzen Sie jeden Abend ein, wie Ihre Stimmung überwiegend an diesem Tag war!
Wenn Sie möchten, ziehen Sie dazu eine Vertrauensperson zurate.

Kreuzen Sie das entsprechende Kästchen im Stimmungsprotokoll an. Falls Sie Ihre Stimmung als sehr gehoben oder sehr gedrückt einstufen, treffen Sie bitte sofort geeignete Gegenmaßnahmen (s. Arbeitsblatt „Meine Frühwarnzeichen“).
Wenn diese extremen Stimmungsveränderungen über 3 Tage anhalten, sollten Sie spätestens dann einen Arzt oder eine Ärztin aufsuchen!

		Montag	Dienstag	Mittwoch	Donnerstag	Freitag	Samstag	Sonntag
gehoben	sehr gehoben, nicht arbeitsfähig							
	deutlich angehoben, arbeitsfähig							
	leicht gehoben							
	normal							
gedrückt	leicht gedrückt							
	deutlich gedrückt, arbeitsfähig							
	sehr gedrückt, nicht arbeitsfähig							

Sachverzeichnis